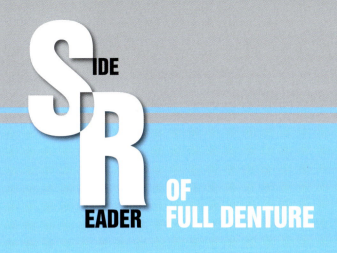

全部床義歯学
サイドリーダー 第5版

黒岩昭弘

学建書院

本書の使い方

- 最初から読む必要はありません．必要なところから読み始め知識を拡大してください．
- 定義や用語は覚えなければストーリーが始まりません．登場人物の名前だと思って覚えましょう．
- 症例写真編としてアトラスを付け，トレースをして名称説明をしました．あまり多く名称を入れていないので是非写真には手を加えずトレースのほうに皆さんのメモしたいことを書き込んで完成させてください．
- 図が多いので補綴が嫌いな人は図を見るだけでもかなり違ってきます．
- 要所のキーワードは太字にしました．最初はラインマーカーを引かずに使ってみてください．
- 補綴学では考え方が幾つかあります．単独著書であるためいろいろな成書を参考に，なるべく大筋を採ろうと努力しましたが，各大学での相違もありますので，項目によっては差し替える必要があるかもしれません．その代わり考え方は終始一貫させたつもりです．
- 誤字脱字，ご助言，ご叱責がありましたら連絡してください．

第5版刊行に寄せて

　皆様のおかげで第4版も完売の運びとなりました．第1版を書いていたころはキューちゃんのマラソンを見ながら臨床写真の整理を行っていました．あれから15年，早いものです．今は？　真田丸を見ながら解説を確認しています．不謹慎だって？　すみません．いつもながら仕事をしています．

　さて，時を経て何が変わってきたかと申しますと，国家試験がさらに難しくなった，共用試験が導入されている，書籍の電子化，スマホの流行，4年後には東京オリンピック，CAD/CAMの本格的な発展etc．この本を出したときにどこまで想像できたでしょうか．

　この序文を読んでいる学生さん，15年前は何をしていましたか？　15年後は何をしているでしょう．補綴が難しいといってもこの本を読み終えたころには，あれあれと思うことになっているかもしれません．そうです．今日の自分に対する評価は明日にはまた変わるのです．15年後，多分びっくりするほど成長して，あの頃は子どもだったなあと思うかもしれません．じゃあ，初版を出すときはどうだったかというと，O崎嬢に「売れなかったら自分が買い取りますから」って言っていました．このようになんにでも初めてがあるわけです．緊張もします．落ち込むことなんて一杯あります．でも明日を信じて小さなことでも一つ一つ喜びを感じてと・・・あれれ，これではまるで年を取ったオヤジの巻頭言ではないですか．

　さあ始めましょう．これが原点です！！

2016年4月　　　　　　　　　　　　　　　　　　　　　　　　　　　　桜満開!!　上田城
　　　　　　　　　　　　　　　　　　　　　　　　　　　　　　　　　　　　黒岩　昭弘

第4版刊行に寄せて

　有床義歯は無くなるか？　否，この本のなかでも解説していますが，有床義歯の率は減少するものの，総数は増加する傾向にあります．それは高齢者の数が年々増加しているということです．現在，団塊の世代は800万人，そして60代前半に位置します．さて，その人達の10年後，20年後はどのような口腔環境でしょうか．たとえインプラント治療が進んでもすべての人が有床義歯の装着を免れるわけではありません．全身状態や経済状況も関係するわけですから，一挙に補綴治療の流れが変化するわけではなく，かえって多種多様な患者さんの希望する補綴治療を短時間で的確に判断しなければなりません．きちんと補綴のことを勉強する必要性は変わらないということです．

　この限られたスペースもわずかとなりました．さあ，やっちゃいましょう．皆さん，待っていますよ，歯科治療の大海原が．

2009年11月　　　　　　　　　　　　　　　　　　　　　　　　　　　　ぶどうのにおい香る里で

第3版刊行に寄せて

　いよいよ第2版も完売となりました．ありがとうございます．また，本書の兄弟書である『図説無歯顎補綴学』も刊行となっております．本書だけでは物足りない方はご一読下さい．
　時代が変わってCBTや相対評価など——やっと大学に入ってのんびり勉強しようかと思ったら，再び試験に追われる毎日へと変わってしまいました．まあ，社会に一歩出ればどんな職業でも競争するのですから，多少時期が早まったとみればよいのでしょうが，ちょっと残念な感じもします．
　第3版の秘策は——定義や規則性を覚えるときには"何"が"何"と"どうだった"かを確実に覚えることです．"たぶん"とか"だいたい"ではゴールが遠くなりますよ．読者の皆さんだって名前を呼ばれるとき「××〇〇さんでしたっけ」と言われたり，呼称を間違えられたりしたらいやな感じがするでしょう．丸暗記はいやなものですが，これだけはしょうがないんです．知識あふれる状態になるまで『さあ！　勉強！　勉強！』

2005年7月　　　　　　　　　　　　　　　　　　　　青く高く晴れわたった桔梗の里で

第2版刊行に寄せて

　覚えるときにはなるべく五感を利用した方がよいです．大学生になって恥ずかしいかもしれませんが，読み・書き・聞き・見ることを重複して行えば簡単にゴールに到達します．
　スランプに陥っている方々，二科目を並行で勉強する方法で脱しましょう．一つは得意な科目でもう一方は苦手な科目を選択する．苦手な科目で詰まったら得意な科目でがんばる．苦手な科目が1ページ進むのに対して得意科目がどんどん進む．どんどん進んでいることに充実感を覚えてください．そのうちに苦手な科目にも知らず知らず手が伸びるようになります．
　また，補綴の苦手なあなた，得意になるよい方法があります．取り敢えず勉強を始め，少しやったら友達や後輩に説明してください．ちょっとは得意になった気分になるでしょう？え！質問されちゃって答えられない？だからがんばるんです．

2002年12月

はじめに

　補綴とは何だろう？　どうして補綴に苦手意識を抱いてしまうのだろう？　技工が嫌いで補綴が嫌いになった人もいるかもしれない．補綴に関連する解剖が嫌いなのかな？　それとも生理学が嫌いかな？　嫌いなことを悩むことより，好きになろうとすることより，そしてどこから手をつければいいか考えるよりも，どこでもどんなことでも『始めれば』よいのです．そのきっかけにこの本がなってくれれば幸いです．実は補綴はおもしろいんです．考えれば考えるほど深いんです．『早く勉強しちゃいなさい』そして実践して考えるんです．楽しい世界が待っています．
　なお本書の刊行は到底，浅学の私一人では成し遂げられなかったと思います．幾多のご協力，ご指導を賜わりました諸先生方に厚く御礼申し上げます．

2001年4月

もくじ

総論

1. 無歯顎補綴のむずかしさ ……………………2
2. 維持・安定・支持 ……………………………3
3. 歯の喪失に伴う顎口腔の変化 ………………5
4. 加齢に伴う変化 ………………………………6
5. 口腔粘膜の問題 ………………………………8
6. 顎骨に発生する問題 …………………………13
7. 歯の喪失後の顎堤の変化 ……………………16
8. 筋肉を理解する（咀嚼筋） …………………18
9. 筋肉を理解する（顎顔面に関与する筋） …19
10. 下顎運動と筋肉 ………………………………24
11. 解剖学的ランドマークを理解する（骨） …28
12. 解剖学的ランドマークを理解する（粘膜） …32
13. 顎関節 …………………………………………36
14. 定義・用語を覚えよう（基準点） …………39
15. 定義・用語を覚えよう（標示線） …………40
16. 定義・用語を覚えよう（平面・彎曲） ……42
17. 定義・用語を覚えよう（下顎運動要素） …44
18. 定義・用語を覚えよう（顎位） ……………47
19. ポッセルト図形を完全にマスターする ……49
20. 顆路 ……………………………………………53
21. 切歯路 …………………………………………57
22. 全部床義歯と天然歯の比較 …………………60
23. 咬合様式 ………………………………………62
24. リンガライズドオクルージョン ……………65
25. 咬合をイメージする …………………………67
26. 義歯の咬合のエラーによる症状 ……………70
27. 義歯の安定と人工歯の関係 …………………71
28. Hanauの咬合理論 ……………………………72

各論

29. 全部床義歯における治療の流れ ……………74
30. 粘膜調整 ………………………………………79
31. 印象採得（印象材の分類） …………………81
32. 印象採得（印象の分類） ……………………87
33. 印象採得（加圧印象） ………………………89
34. 印象採得（筋圧形成） ………………………91
35. 印象採得後の操作 ……………………………94
36. 咬合床の製作 …………………………………96
37. リリーフ（緩衝） ……………………………98
38. 後堤法（ポストダム） ………………………99
39. 咬合採得（顎間関係記録） …………………100
40. 咬合採得後の問題 ……………………………105
41. ゴシックアーチ ………………………………107
42. フェイスボウ …………………………………110
43. 咬合器 …………………………………………113
44. 咬合採得を極める ……………………………116
45. 人工歯（人工歯の種類） ……………………120
46. 人工歯（人工歯選択） ………………………122
47. 人工歯排列 ……………………………………125
48. 歯肉形成 ………………………………………130
49. 蠟義歯の試適 …………………………………132
50. 埋没 ……………………………………………134
51. 床用レジン ……………………………………136
52. 咬合器再装着 …………………………………139
53. 削合 ……………………………………………141
54. 装着 ……………………………………………145
55. 術後教育 ………………………………………148
56. 装着後のトラブルと調整法 …………………150
57. 義歯・人工歯の破折 …………………………154
58. 床裏装法 ………………………………………156
59. 金属床義歯 ……………………………………158
60. 義歯の種類 ……………………………………160

付表　標準日本語音 ………………………………163

症例写真

- 粘　　膜 …………………………………166
- 粘膜・無歯顎のエックス線写真 …………171
- 粘膜・義歯 ………………………………173
- 粘膜・義歯（金属床義歯） ………………176
- フラビーガム ……………………………178
- 不適切な義歯形態，著しい咬耗 …………180
- 不適合な義歯 ……………………………181
- 粘膜・義歯 ………………………………182
- 義　　歯 …………………………………184
- 適合検査・粘膜調整 ……………………189
- 義歯・模型 ………………………………190
- リンガライズドオクルージョン …………191
- 咬合採得 …………………………………192
- ゴシックアーチ …………………………194
- 咬 合 器 …………………………………195

症例写真の読み方

- 精密印象 …………………………………198
- 粘膜調整 …………………………………199
- 概形印象 …………………………………199
- 筋圧形成 …………………………………200
- 印象採得 …………………………………200
- 咬合高径 …………………………………201
- 各種補綴処置用器具 ……………………202
- ゴシックアーチ …………………………203
- フェイスボウトランスファー（基準点） …………204
- フェイスボウトランスファー ……………205
- 咬合器とフェイスボウ …………………206
- 人工歯の選択 ……………………………207
- 作業用模型で確認すること
  （顎堤吸収が大きな症例） ………………208
- 模型の診査（対向関係） …………………209
- 蠟義歯試適・リップサポート ……………210
- 顎堤と人工歯排列
  （下顎骨の吸収が著しい症例） …………211
- 顎間関係と人工歯排列 …………………212
- 蠟義歯試適 ………………………………213
- 審美障害 …………………………………213
- パラトグラム ……………………………214
- リマウント ………………………………215
- 適合・咬合検査 …………………………216
- 咬合診査 …………………………………217
- 咬合の読み方 ……………………………218
- 症例写真から読みとれる現状 …………222
- 特殊な排列 ………………………………224
- 義歯の不調とその診断 …………………225
- 咀嚼時疼痛 ………………………………226
- 増歯後のフォロー ………………………227
- 人工歯の脱離 ……………………………228
- 義歯の破折 ………………………………229
- 特殊な人工歯 ……………………………230
- 金属歯の使い方 …………………………230
- 金　属　床 ………………………………231
- 治療用の義歯，旧義歯の診断 …………232

索　　引 ……………………………………235

総 論

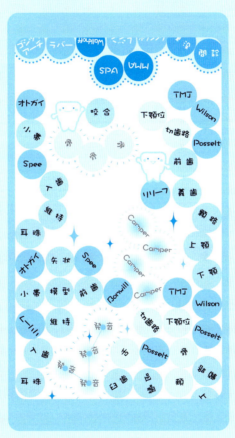

1 無歯顎補綴のむずかしさ

補綴を行ううえで，有歯顎では対象が硬組織と軟組織，無歯顎では軟組織のみとなる．大きく性質が異なるので，はじめに無歯顎の補綴の特徴を確認する．

維持

- 全部床義歯では顎堤を覆う**義歯床による吸着のみが**維持力を発揮する．

印象採得

- 印象採得の際に，義歯周囲の組織の運動に関与する**筋を把握する**必要がある．
- 床の**辺縁形態**を周囲の組織の運動と調和させるために，**積極的に筋圧形成を行う**．
- 粘膜は部位によって**被圧縮性**が異なるので，印象時の加圧方法を考慮する（加圧方法はp.89参照）．

咬合採得

- 歯によって決定する顎位（中心咬合位）はすでに失われているので，次の項目すべてを復元する必要がある．

  ① 咬合平面 ⟶ ② 咬合高径 ⟶ ③ 水平的顎位

咬合

- 義歯床によって得られる維持力では，咀嚼による咬合圧に十分に耐えられないため，**外力に対して義歯が安定**するような特殊な咬合様式（フルバランスドオクルージョン）を付与する．
- さらに安定をはかるため，人工歯の排列位置や咬合面形態を力学的な観点から検討する必要がある．また，顎堤の吸収状態や，下顎の運動様式と咬合面形態を調和させる．

リリーフ

- 義歯床が設置される粘膜は厚さや被圧縮性が部位によって異なるので，適度にあたりの調節を行う必要がある．
- **口蓋隆起や下顎隆起**などの外骨症をはじめ，**神経の開口部はリリーフ**する．

2　維持・安定・支持

　口腔内で義歯が良好に機能するためには，適切な維持・安定・支持を得なければならない．

維　持（はずれない）

- 全部床義歯は義歯の粘膜への**適合**，**床縁の辺縁封鎖**，**唾液**によって**維持**を確立している（図2-1）．
- ■ **唾液**：高齢者（10分間安静時唾液分泌量）
- 0.12 ml/min（正常）
- 0.04 ml/min（口渇）
- ■ **維持を増加させるには**
- ① 適切な**筋圧形成**による**辺縁封鎖**
- ② **コルベン形態**などの床辺縁形態の工夫
- ③ **後堤法**（ポストダム）の利用 ── 上顎

安　定（動かない）

- **全部床義歯の維持力**では大きな咬合圧や，そのほかの機能的活動によって義歯に加わる**外力に完全には抵抗できない**．
- ■ **安定させるために**
- ① 咬合様式（平衡咬合：バランスドオクルージョン）に留意する．
- ② 人工歯の排列位置（**歯槽頂間線の法則**，パウンドライン，ニュートラルゾーン，図2-2）に留意する．
- ③ 咬合面形態（**頰舌径は狭く，咬頭傾斜は低めに**）に留意する．
- ④ とくに**顎堤の保存状態が不良**な場合は，**義歯の安定**を最優先する（0°人工歯，mono plane occlusion）．

支　持（沈下しない）

- 全部床義歯に加わる咬合力は義歯床を介して床下粘膜に伝わる．
- このとき圧迫力に対する耐性は個人差や部位によって異なる．
- **圧迫したくない部位はリリーフする**　……………　**菲薄な粘膜，骨隆起，骨の鋭縁，神経の開口部**
- これに対して**積極的に支持を求める**　……………　**頰棚**

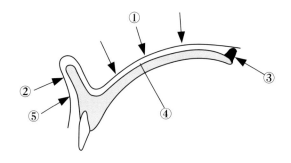

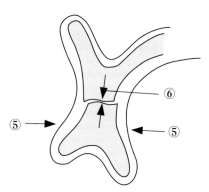

① 粘膜との適合
② 辺縁封鎖
　（コルベン形態を含む）
③ 後堤法（ポストダム）
④ 唾液による粘着力
⑤ 筋圧
⑥ 咬合力

図2-1　義歯の維持・安定に関係する因子

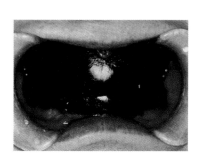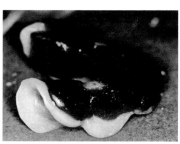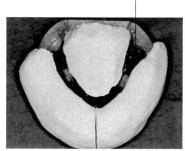

(104B-6)

図2-2　フレンジテクニック（p.126参照）
ニュートラルゾーンを求める方法の1つ．
ニュートラルゾーンとは筋圧中立帯であり，この方法は，人工歯の適切な排列位置を決定するため頰筋と舌筋の力のバランスがとれた位置を採得する方法である．

3 歯の喪失に伴う顎口腔の変化

歯の喪失に伴って顎口腔がどのように変化するかを理解する．

顔貌の変化（歯の喪失に伴う咬合高径の減少）

1. **上口唇**
   - 緊張が減って垂れ下がり，紅唇は薄く直線的に，上唇溝は不明瞭になる．
2. **鼻唇溝**
   - 深さを増す．
3. **下口唇**
   - 上唇と同様に紅唇は薄く直線的になり，オトガイ唇溝が不明瞭になる．
4. **口角部**
   - 下降する．周囲に放射状のしわが現れる．
5. **頰部**
   - 皮膚の緊張がなくなり，内方に落ち込む．
6. **顎骨**
   - 歯の喪失と顎堤の吸収で咬合負担能力が低下し，それに伴って周囲の筋の生理的活動も鈍くなり，咬合高径の減少に伴って顔面のしわが増える．

歯槽骨の変化

1. **前歯部**（図3-1）
2. **臼歯部**（p.17，図7-3参照）
   ① 上顎骨：多孔性で薄いため歯槽外板（頰側）の吸収が促進される．
   ② 下顎骨：舌圧のため歯槽内板（舌側）の吸収が促進される．
3. **口蓋**
   - 中央部は**変化が少ない**．

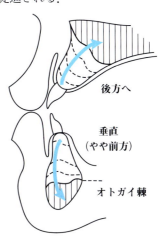

図3-1 吸収の進行に伴う上・下顎の**前歯**部顎堤の変化
上顎では，骨吸収に伴って**歯槽頂は後方へ移動**．鼻棘近くの顎堤は比較的一定．下顎では，歯槽頂は次第に前方へ移動．吸収が著しいとき，顎堤はオトガイ棘と一緒になる（山縣訳, 1981）．

4 加齢に伴う変化

歯の喪失に伴う変化と加齢に伴う顎口腔の変化

1 咬耗の進行
- 咬耗の進行に伴って**機能咬頭が摩滅**し，**逆（アンチ）モンソンカーブ**になる（図4-1）．

2 顎堤の対向関係の変化
- 前頭面投影では**歯槽頂間線と咬合平面との角度が徐々に緩く**なり，矢状面投影では**上顎は後退**する．

3 顎関節の変化
- 関節結節が平坦化するので**矢状顆路傾斜角は小さく**なる．
- 下顎頭は前方斜面が吸収し，上面は平坦になる．
- 関節包などが緩み，運動範囲が大きくなる．

4 顔貌の変化
- 歯の喪失，顎堤の吸収および顎間関係の変化などによる**顔面皮膚**の緊張度低下に加え，加齢による生理的な顎口腔系構造と機能低下によって，とくに**口唇**，**頰部**などが大きく**変化**する．

5 舌
- 緊張度は低下する．とくに義歯を入れない患者の舌は大きくなる傾向を示す．
- 味蕾の減少や感覚受容器の閾値が高くなり，味覚鈍麻となる．

6 顎堤粘膜
- 加齢による**唾液分泌量の減少**，生理的機能低下によって**粘膜は萎縮**し，薄くなって**被圧縮性も減少**し，刺激によって**傷つきやすく**なる．

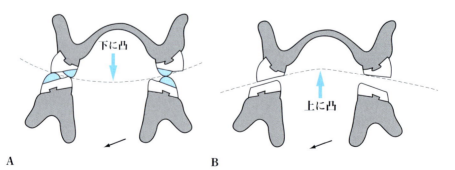

図4-1 逆（アンチ）モンソンカーブ
機能咬頭の咬耗により，正常（A）だった彎曲もアンチモンソンカーブ（B）を呈するようになる．それによって上顎義歯の中央に応力が集中し，破折の原因になる．下顎は力の方向が舌側に片寄るので，かえって安定する．

ほかにみられる老化現象

1 筋機能の低下
- 加齢に伴い**筋機能の低下**，弾性の低下が局所的にも全身的にも現れる．

2 発音
- 筋機能，呼吸機能などの低下に伴って，**言語の不明瞭化**を起こす．

3 咀嚼
- 咀嚼運動経路に極端な変化はみられないが，中枢神経系機能の低下によって**唾液分泌量**や随意反応が**低下**し，食物の味やにおい，食塊形成に対する衰えが認められる（嗜好の変化）．

4 感覚
- 感覚受容器の閾値が高くなり，感覚感受性の低下が認められる．

5 唾液
- 分泌細胞の萎縮やホルモン分泌の失調による分泌量の減少，粘稠度の増加などにより，口腔粘膜への潤滑作用が低下し，舌運動の障害や嚥下時の障害が発生する（**口腔乾燥症，嚥下障害**）．

6 骨
- 骨密度が低下し，歯槽骨の吸収が認められる（**骨粗鬆症**）．

無歯顎者の割合と無歯顎者数の推移

- 無歯顎者の割合（無歯顎者率）は年々減少している．

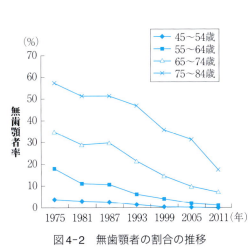

図4-2 無歯顎者の割合の推移

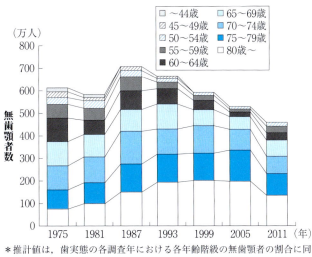

＊推計値は，歯実態の各調査年における各年齢階級の無歯顎者の割合に同じ年齢層の人口を乗じて算出した．

図4-3 無歯顎者数（推計値）の推移

（図4-2, 3とも平成23年歯科疾患実態調査より）

5 口腔粘膜の問題

　義歯を装着するにあたって，障害となる粘膜の疾患がある．対処としては，症状の発生が義歯の不適合で発生しているのか，咬合の問題で発生しているのかを見極めることである．

　症状が重く，調整のみで改善しないときには，義歯の再製作を行うこともある．義歯を新製するにあたって粘膜調整を行うことも多いが，調整に用いる義歯の床縁形態や咬合が適切でないと症状が改善されない．

　外科的処置を行う際は，無歯顎患者が高齢なこと，切り取られた粘膜や骨は再生しないことに留意し，慎重に対処する．

フラビーガム

1 状　態
- 局所に持続的な強い刺激を受けると，**顎堤粘膜の吸収**よりも歯槽骨の吸収が大きくなり，骨の裏打ちのない被圧縮性の大きな顎堤となる．
- **結合組織の慢性炎症性増殖**がみられる．

2 原　因
① **不適合**な義歯のため，限局した部位に不均衡で持続的な咬合力が加わることにより，骨が吸収して起こる場合
② **前歯の接触**が強い場合
③ 臼歯部の摩耗により**結果的に前歯の接触が強くなった場合**

3 好発部位
① 上顎前歯部
② 咬合圧を局部的に**強く受ける**部位

4 治療方法
- 粘膜調整を行う．
- **大きなものは外科的に切除**することもあるが，原因となる**刺激の除去**を行わないと根本的な治療にはならない．

■ 考え方
- 根本的には**義歯の不適合や咬合の不調和に対しての調整が適切**に行われなければ改善されない疾患である．

① 非観血的処置
- フラビーガムが限局していて，義歯の安定を妨げないと予測できるならば保存し，**変形させない**よう**無圧印象**で印象する．
- 中等度のフラビーガムであれば，使用中の義歯，または治療用義歯によって粘膜

調整を行い，状況がよくなれば印象採得を行う．
② **観血的処置**
- 上皮組織が過剰で，義歯の安定を著しく妨げるようであれば，外科的に除去する．

■ **外科的に除去するにあたって**
- 歯槽骨の吸収が高度で，フラビーガムのなかにほとんど**骨がないような症例**では，外科的に粘膜を**除去すると**，**本来あるべき顎堤の形態を完全に失ってしまい**，義歯の維持はむずかしくなる．
- なるべく組織を保存するところから考え，使用中の義歯，または治療用義歯によって粘膜調整を行い経過観察を行う．

義歯性線維症（腫）

1 状　態
- 主として**線維性結合組織**からなる．限局性に生じ，小さな単一のヒダから多数のヒダ，または過剰の軟組織など，さまざまな外観を呈する．
- 刺激が大きいと増殖し，除去すると静止する．一度発生すると**義歯床を調整しても消失しない**．
- 一般的には**悪性ではない**．
- 発生は義歯**装着期間と関係**がある．

2 原　因
- **適合不良**な義歯の**床翼**による**前庭上皮への慢性的な刺激**によって生じる．

3 好発部位
- 義歯床辺縁部

4 治療方法
■ 考え方
- 原因を除去し，**小さくしてから切除する**ことを考える．
- 前庭部に好発し，**外科的切除を行うと瘢痕化する**ので，補綴装置を製作する際に線維腫が邪魔でなければ，必ずしも外科的切除は行わない．
- 程度と状況を把握して観血的か非観血的かを選択する．

① **非観血的処置**
- 軽症な場合には義歯を除去すること，床翼を短縮することによって組織を安静にし，治癒させる．回復が進めば義歯の辺縁に粘膜調整材を付与して修正する．

② **観血的処置**
- 床縁の調節を行って消退しない場合には観血的処置を行う．
- 長年，放置された症例では，外科的除去が必要になるが，術後に瘢痕収縮が起きて前庭が浅くなることがあり，前庭形成術が必要な場合もある．

乳頭過形成

1 状　態
- 口蓋に発現する**多数**または**少数**の**乳頭状**の突起物
- ポリープ様の塊は，通常は鮮烈な赤色で，軟らかく可動性
- 組織学的には，上皮の線維性過形成と結合組織の炎症性細胞浸潤を伴う過形成である．
- 小さな孤立した**突起**のものから，多数の**乳頭状突起**のものまである．

2 原　因
- 局所刺激，口腔衛生不良による軽度の感染

3 好発部位
- 通常は，義歯の口蓋部のリリーフ空室に付随していることが多い．

4 治療方法
■ 考え方
- 重症でなければ原因を除去すると改善する．

① 非観血的処置
- 初期の孤立した過形成は，刺激の除去と清掃の徹底，あるいは粘膜調整によって治療する．

② 観血的処置
- 慢性化してしまうと外科処置の適応になる．
- 小さい場合，鋭利な有窓鋭匙か電気メスなどで除去する．
- 大きい場合，外科的に除去したあとに使用中の義歯の粘膜調整を行う．

義歯性口内炎

1 状　態
- 該当部に痛みの伴う口内炎

2 原　因
- 義歯の装着が原因である口腔粘膜の炎症の1つ．
- 義歯が**維持不良**であったり**不潔**であると起こりやすい．
- 義歯に付着した食物や細菌からなるデンチャープラーク（*Candida albicans* など）による感染もみられることがある．

3 治療方法
- 義歯による機械的刺激に対しては義歯の調整が必要である．
- 義歯の清掃状態が不良な場合には，義歯の機械的・化学的清掃が必要である．また，夜間義歯をはずしておくように指導する．

褥瘡性潰瘍

1 状　態
- 該当部に痛みの伴う潰瘍

2 原　因
- 義歯による過圧で血行が障害され，組織が壊死することで起こる．

3 治療方法
- 原因除去を行う．
① 咬合調整
② 粘膜面の適合診査後，義歯調整
- 薬物療法も併用できる．

小帯の異常

1 治療方法
- 小帯と義歯の関係は，可能なかぎり義歯を削って接触を避けてみる．このとき義歯の機能に障害が生じるようなら外科的に切除することを考える．
- 頰小帯のように付着位置が高くてもあまり義歯に影響を及ぼさない小帯もあるので，義歯を装着して障害が発生したら対処する方法もある．

① 上唇小帯
- 小帯に対して義歯の唇側切痕を深く，丸く滑らかにして避ける．
- 小帯が広く，歯槽頂に近い位置に付着している場合，小帯を避けるために過度に切痕を深くすると辺縁封鎖が失われやすくなる．また，構造的に義歯床が弱くなり，正中での破折が起こりやすい．
- 小帯切除術は，ハサミで小帯の基底部を切り，粘膜を切開し，線維性の付着部を切断する．切開部を縫合し，床縁と切除部は粘膜調整材で接触させる．

② 舌小帯
- 舌小帯が高い位置に付着していて下顎義歯の安定を妨げる場合，通常は小帯切除術の適応になる．
- 短い線維性組織の帯が歯槽堤と舌の腹面との間に付着していて，舌の運動を制限すると短舌症や舌小帯短縮症となり，発音障害が起きる．

③ 頰小帯
- 頰小帯は，結合組織の間質のみを含む粘膜の薄いヒダであり，筋線維を含んでいない．
- 歯槽堤の高い位置に付着している場合でも，不快を起こすことは少ない．
- 疼痛を訴えるときにのみ義歯の小帯切痕を深く丸くする．
- ほかの小帯に比べて外科的切除が必要な例は稀である．

レジンアレルギー

1 状 態
- 口蓋に発現する炎症性変化

2 原 因
- 残留したレジンモノマーによる刺激

3 治療方法

■ 考え方
① 重症でなければ原因の除去によって改善される．
② 装着初期に発生する．

■ 対 処
① 軽症の場合：義歯をはずし，水中に浸漬して残留モノマーを減らす．
② 重症の場合：ポリスルホン・ポリカーボネート床などに変えてみる．

金属アレルギー

1 状 態
- 扁平苔癬，掌蹠膿疱症を呈する．

2 原 因
- イオン化した金属に対する感作（補体）

3 治療方法

■ 考え方
- 原因の除去によって改善される．

■ 対 処
① 金属床からレジン床へ変更する．
② パッチテストを行い，使用する金属を変更する．

6 顎骨に発生する問題

義歯を装着するにあたって，障害となる顎堤の状況がある．アンダーカットや骨の鋭縁にはじまり，外骨症など症状は種々あるが，問題となるのは該当部位の粘膜が薄く，義歯の刺激によって疼痛を訴えることである．

対処としてはリリーフが第一選択で，骨整形は症状が軽減しないときに施す．

骨は移植しないかぎり元通りにならないことに留意し，慎重に外科的処置を考える．

歯槽骨整形

抜歯後の歯槽堤の吸収を予想することは困難なため，**抜歯時に行う歯槽堤整形術は控えめ**にする．可能であれば軟組織が治癒した数週間後に実施することが好ましい．

除去すべき骨の量と範囲を決めるには，前もって修正した模型上で，透明レジンによって**サージカルガイドプレート**を製作し外科処置に備える．これを口腔内に装着すると，該当部分の粘膜が白くなって透視できる．

歯槽堤のアンダーカット

義歯の着脱方向に対するアンダーカットが顎堤に存在するときは，一般的には**リリーフを行って対処**するが，必要以上にアンダーカットを**リリーフすると義歯床の適合と維持を損なう**ことがある．このようなときには歯槽骨整形を行ってアンダーカットを除去するが，外科的処置を行うことによって得られる義歯の適合の改善や，**着脱方向を考え**ながら除去は必要最小限にとどめる．着脱方向に対する**すべてのアンダーカットを除去する必要はない**．

■ アンダーカットの除去

- 前歯部の歯槽骨は吸収しやすいので，**前歯部唇側のみのアンダーカット**は着脱方向を吟味し，**削除しないようにする**．
- **前方と後方部にアンダーカットがある場合には，後方部位だけを削る**．
- **上顎結節部に両側性の骨性隆起がある場合には，一方のみを外科的に修正する**．
- とくに，**下顎歯槽堤のアンダーカット**の外科的修正は**必要最小限**にとどめる．

顎舌骨筋線および内斜線

著しい歯槽堤吸収の症例では，**顎舌骨筋線および内斜線**が，歯槽堤の吸収が進むに伴い突出し，相対的にほかの部分よりも高くなる．これらが粘膜表面近くにあると，義歯辺縁の延長を妨げる．隆線の上を覆う粘膜性骨膜は薄いことが多く，刺激を受けると慢性的刺激によって潰瘍を生じやすく，嚥下困難および咽頭痛を訴える．**一般的にはリリーフ**によって対処するが，内斜線，顎舌骨筋線を**外科的に修正する**こともある．

上顎結節が下方に突出した場合

歯の挺出とともに**上顎結節が下方に突出**し，上下顎の顎堤間距離が小さく，人工歯排列のスペースがない場合がある．適切に歯槽骨を整形すべきではあるが，上顎洞も突出した上顎結節の中まで広がっているので，除去できる骨の量は限られ，困難な症例となる．

上顎結節が外方に突出した場合

頰骨後方ポケット部に義歯床翼を延長した際，上顎結節が外方に突出し，下顎運動が妨害される場合は，片側の上顎結節を削る．

上顎結節の外側に術者の指先を置き，患者に開口または側方運動を行わせ，この部分に十分な空隙があるかどうかを確かめる．

尖った歯槽骨

下顎前歯歯槽骨の唇側と舌側からの**急速な吸収**によって，**ナイフエッジ状の骨の突起**が残った場合，この骨上の歯肉がフラビーガムに移行しやすく，これが義歯床と鋭い骨の間にはさまれるので，**慢性的な疼痛**を訴える．一見，歯槽骨の吸収が著しくみえるので義歯のリリーフと咬合調整を行うことが多く，一時的に痛みは軽減するが，経時的にリリーフしたスペースのなかに軟組織が増殖し，再び義歯を不安定にさせるので，症状が再発することがある．

初期にはリリーフや粘膜調整で対処し，**再発**するようであったら**歯槽骨整形**を行う．術後，骨上を覆う歯肉の厚さを保存するように留意する．

骨隆起（外骨症）

- 骨隆起は良性で緩慢に成長する外骨症
  ① 硬口蓋の正中 ……………………口蓋隆起
  ② 下顎の舌側（小臼歯部相当）……下顎隆起

1 口蓋隆起

- 一般的にはリリーフの対象となるが，口蓋隆起を外科的に削除するかどうかは，隆起の大きさと位置によって決定する．

■ 削除の必要なとき

- 口蓋隆起をリリーフしたときに，発音を障害するほど**隆起が大きい**とき
- 義歯の後縁封鎖が困難なほど，口蓋隆起が**後方まで延びている**とき
- 口蓋隆起が支点となるため，**義歯が不安定**であるとき

2 下顎隆起

- 下顎隆起は，舌側の犬歯から小臼歯部に発生する．
- 無歯顎では，隆起の部分は骨吸収されずに残るので突出してくる．隆起部の粘膜は薄く，床の衝突による疼痛が生じる．隆起を大きくリリーフすると，舌下半月部での辺縁封鎖が損なわれる．**大きな下顎隆起**は義歯製作に先立って**除去すべき**である．

7 歯の喪失後の顎堤の変化

顎堤の吸収傾向 (図7-3)

1 上　顎

1 前歯部
- 唇側の吸収が強い．

2 臼歯部
- 頰側壁の吸収が強いため，**歯槽頂は内側へ偏位**する．

2 下　顎

1 前歯部
- 一般的に**水平に吸収**するが，顎堤頂が尖鋭になることが多い．
- 吸収の強い場合は，下顎体の半分が消失し，顎堤の上面が平坦になるものもみられる．この場合には**オトガイ棘が上方に突出**する．

2 小臼歯部
- 約20％は**オトガイ孔の高さまで吸収**され，オトガイ神経が顎堤の上にくる．

3 大臼歯部
- 下顎**骨体の軸**そのものが**外下方へ傾斜**しているので，吸収が起こると，**歯槽頂は外側へ寄る**傾向となる．

骨の吸収傾向

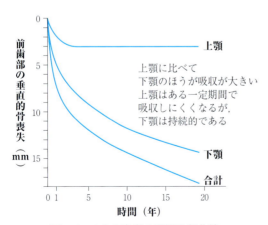

図7-1　1人の患者の顎堤吸収曲線
下顎骨は早期に急激に吸収し，以後も経年的に減少していく．
(Atwood, D. A.：*J. Prosthet. Dent.*, 13：811, 1963)

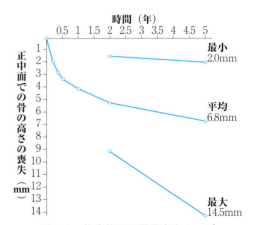

図7-2　抜歯後の下顎骨喪失カーブ
抜歯後5年間の典型的な平均下顎骨喪失カーブと，最大および最小値の範囲を示す．
(Carlsson, G. E., Persson, G., 1967 より改変)

各部位における補綴的対処

1 上　顎

- 上顎の顎堤に対して下顎の顎堤が大きくみえるときには**交叉咬合**を疑ってみる必要がある．

2 下　顎

- **顎堤頂が尖鋭**になった場合，**リリーフ**か**歯槽骨整形**の必要がある．
- 歯槽骨の上面が平坦で，この面が咬合平面と平行であれば特別に対処することはない．
- **オトガイ棘が突出**した場合，**舌側床縁の調整**が必要になる．
- **オトガイ孔**に対しては**リリーフ**が必要である．

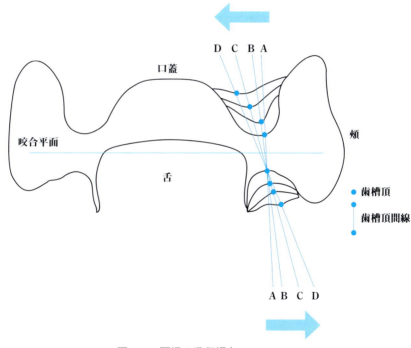

図7-3　顎堤の吸収傾向
上顎は頬側，下顎では舌側から吸収が進む．
下顎は骨体が外下方へ傾斜しているので外側へ寄る．

8 　筋肉を理解する（咀嚼筋）

咀嚼筋（三叉神経支配）

1 咬筋
［起始］頬骨弓下縁
［停止］下顎骨咬筋粗面
- 下顎角部に付着し最も簡単に触知することが可能な筋
  ▶咬みしめるとエラが張る？

2 側頭筋
［起始］側頭窩（側頭骨の広範囲）
［停止］筋突起
- 咬みしめるとこめかみ（前部筋束），耳の上（中部・後部筋束）あたりが膨らむ．
  ▶頭部が下顎を手綱で引っ張ったような筋肉の走行をイメージする

3 外側翼突筋
［起始］蝶形骨翼状突起
［停止］関節頭頸部内面翼突筋窩
- 蝶形骨と下顎頭を前後に結ぶ筋
  ▶前にならえ!!　小さな子が手を前に出した感じ

4 内側翼突筋
［起始］蝶形骨翼状突起
［停止］下顎骨翼突筋粗面
- 走行方向が咬筋と同じ
  ▶咬みしめるとき咬筋を内側から支える"サポーター"

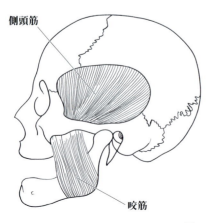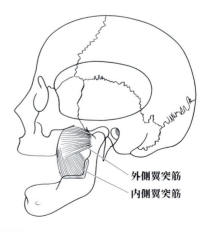

図8-1　4大咀嚼筋

9 筋肉を理解する（顎顔面に関与する筋）

表情をつくる筋肉を覚える

- 顔の表情とは，感情や情緒を顔貌に表すことで，それに関する筋が表情筋である．
  ▶ 簡単にいえば，口唇や頬を構成するもの
- ■ **表情筋（顔面神経支配）**（図9-2）
- 頬筋，口輪筋，大頬骨筋，下唇下制筋，小頬骨筋，口角挙筋，上唇挙筋，広頸筋，笑筋，口角下制筋，上唇鼻翼挙筋，オトガイ筋

1 口唇を構成する筋

- 口唇の範囲は上限が鼻底，側方が鼻唇溝，下限がオトガイ唇溝となる．
- ■ **口輪筋は以下の筋から筋束を受けている**（図9-3）．
- 頬筋，大頬骨筋，小頬骨筋，口角挙筋，上唇挙筋，口角下制筋，下唇下制筋，笑筋，広頸筋，オトガイ筋

2 頬を構成する筋（図9-3, 4）

- **頬筋**が大部分を占める．
  [起始] 上下顎**大臼歯部歯槽骨頬側面**，**下顎大臼歯後方頬筋稜**，**翼突下顎縫線**
  [停止] 起始より前走して**口唇**に達し，**反対側の筋束**につながる．
- 上半部筋束は上唇，下半部筋束は下唇に移行，中央部の表層筋束は口角外方に存在する．モダイオラス部で交差して上部筋束は下唇，下部筋束は上唇となる．
- 咬筋が口唇に入ると口輪筋となる．
- モダイオラスを人工歯で適切に支持すると自然感が生まれるとともに，唇頬の機能を妨げない．
  ▶ イメージとしては，マスクを唇のあたりで横に切った感じの筋肉である（図9-3右）．

デンチャースペースを構成する筋肉（図9-5）

① 義歯維持筋：頬筋，口輪筋，舌固有筋，モダイオラスを構成する筋
② 義歯脱離筋：咬筋，オトガイ筋，オトガイ舌筋，顎舌骨筋，内側翼突筋，口蓋舌筋，茎突舌筋，上唇を動かす筋

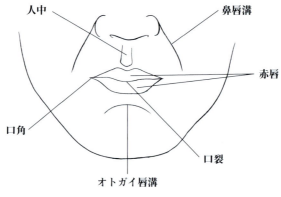

図9-1 顔面の名称

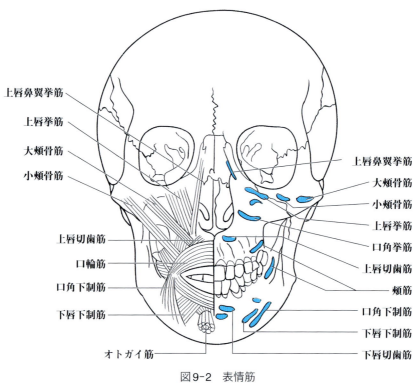

図9-2 表情筋

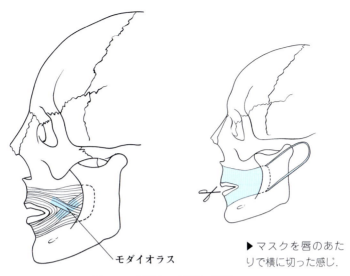

▶マスクを唇のあたりで横に切った感じ．

図9-3　頬筋と口輪筋の関係
頬を形成する頬筋は前方に向かって上下に交差し，口輪筋となる．
モダイオラスを構成する筋：頬筋，口輪筋，口角下制筋，頬骨筋

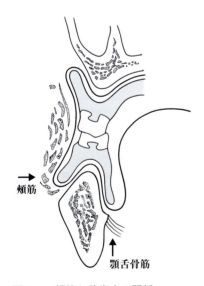

図9-4　頬筋と義歯床の関係
　頬筋：前後方向へ筋束が走る．
　顎舌骨筋：義歯に対して直交するように筋束が走る．
頬筋は義歯床下に存在し，たとえ緊張しても義歯を離脱する作用を誘発しない．

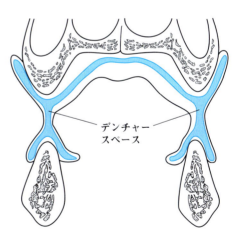

図9-5　デンチャースペース
　デンチャースペース：Brill
　ニュートラルゾーン：Lammie
　(p.4 図2-2参照)
これを記録するには
① neutral zone technique
② flange technique
③ piezography
(市川哲雄ほか編：無歯顎補綴治療学，第3版, p.157, 医歯薬出版, 2016)

口腔底を構成する筋肉

- 顎舌骨筋より外側にあるか内側にあるかで区別して覚える．

■ **口腔底を形成する筋肉**（図9-6, 7）

- 広頸筋，顎二腹筋，茎突舌骨筋，顎舌骨筋，オトガイ舌骨筋，オトガイ舌筋
- これらの筋は，咀嚼嚥下および発音時に，口腔底の高さを調節している．

軟口蓋を構成する筋肉（図9-8）

- 口蓋咽頭筋，口蓋帆張筋，口蓋帆挙筋，口蓋舌筋，口蓋垂筋

舌を構成する筋肉（図9-9）

- 舌から舌に終わる内舌筋と，舌外の骨から舌に終わる外舌筋に分けられる．
① 内舌筋：上縦舌筋，下縦舌筋，横舌筋，垂直舌筋
② 外舌筋：オトガイ舌筋，舌骨舌筋，茎突舌筋

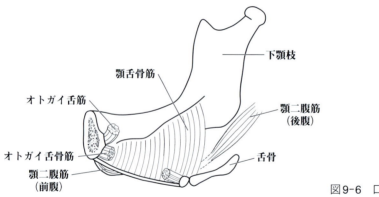

図9-6 口腔底を形成する筋

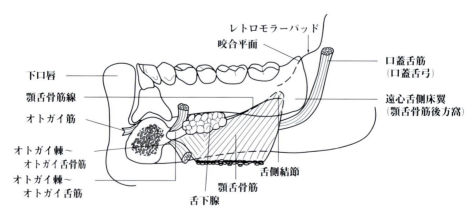

図9-7 下顎全部床義歯とランドマークの関係
(山縣健佑，黒岩昭弘：図説無歯顎補綴学，学建書院，2004)

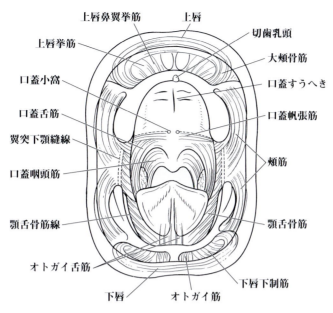

図9-8 口腔内に存在する筋群

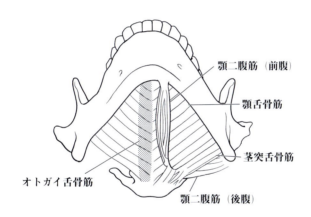

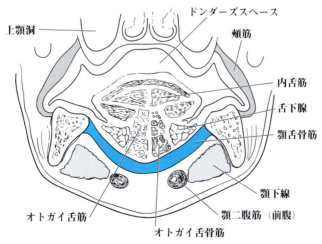

図9-9 前頭面での筋と各器官の関係
顎舌骨筋の上・下に何があるかを区別して覚える．

10　下顎運動と筋肉

下顎運動

- 開口運動，閉口運動，側方運動，前方運動，後方運動

開口筋と閉口筋

1 開口筋
① 舌骨上筋群
- 顎舌骨筋，オトガイ舌骨筋，顎二腹筋（**下顎骨を引き下げる**）

② 舌骨下筋群
- 甲状舌骨筋，胸鎖乳突筋，肩甲舌骨筋（**舌骨を固定する**）

2 閉口筋
- 咬筋，内側翼突筋，側頭筋

外側翼突筋と側頭筋の働き

1 外側翼突筋
- 下顎を**前に出す**．

2 側頭筋
① 前腹：下顎を上方に**引き上げる**
② 後腹：下顎を**後方に引く**

下顎運動と筋肉の作用

- 下顎運動から考えた筋肉の働き

1 開口運動（図10-1）

舌骨下筋群の働きで固定された舌骨の上に存在する**顎舌骨筋，オトガイ舌骨筋，顎二腹筋**などの舌骨上筋群の収縮によって下顎を引き下げる．

[主作用筋] **顎舌骨筋，オトガイ舌骨筋，顎二腹筋**
[補助作用筋] **外側翼突筋**

1 大きな開口
- 開口筋群の収縮とともに**外側翼突筋**が**関節頭**を牽引し**前方滑走**する．
  ▶隣の友達と大きく開口して見比べてみよう．

- ▶なぜ，大臼歯の咬合面が見える？
- ▶これは下顎頭が前方滑走しながら回転運動するため，「見てください」といわんばかりに開口する．

2 小さな開口

- カチカチと小刻みに口を開閉する（タッピング）→**蝶番運動のみ：開口筋のみ**の収縮

2 閉口運動 （図10-2）

頭蓋部と下顎骨を結び走行方向が垂直な筋肉が使われる．

［主作用筋］**内側翼突筋，咬筋，側頭筋中部筋束**
［補助作用筋］**側頭筋後部筋束**

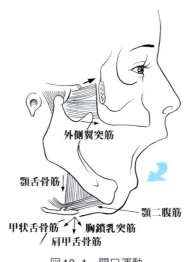

図10-1　開口運動

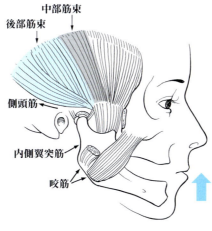

図10-2　閉口運動

3 前方運動（咬合を維持しながら顎を前へ出す）（図10-3）

両側の**外側翼突筋**が収縮し，**下顎頭が前下方へ移動**し，下顎が前方へ動かされる．
このとき同時に咬合接触させるために，**咬筋**と**内側翼突筋**などの**閉口筋**が収縮するが，強く閉口すると前方運動ができないので，補助的に**開口筋群が収縮**し，わずかに下顎を引き下げることも必要である．

［主作用筋］**外側翼突筋**
［補助作用筋］咬筋，内側翼突筋，開口筋群

4 後方運動

おもに**側頭筋**が収縮することにより，**下顎が後方へ引き戻され**移動する．

［主作用筋］**側頭筋後部筋束**
［補助作用筋］咬筋，内側翼突筋，舌骨上筋群

5 側方運動

側方運動には，下顎を側方へ移動する運動と，下顎を正中へ復位する運動がある．

1 側方運動（図10-4左）

［作業側］**側頭筋**後部筋束が収縮し，**下顎頭をわずかに後方**移動させる．
［平衡側］**外側翼突筋**の収縮が**下顎頭を前下内方**へ移動させる．

側方運動時には，補助的に咬合接触を保つため，**作業側の閉口筋群と非作業側の開口筋群**の収縮が行われる．

［主作用筋］平衡側外側翼突筋，作業側側頭筋後部筋束
［補助作用筋］作業側閉口筋，平衡側顎舌骨筋

2 正中への復位（図10-4右）

［作業側］それぞれの**閉口筋の収縮が下顎を元に引き戻す**．
　外側翼突筋は補助的に，作業側の下顎頭を前方に引き戻す働きとして収縮する．
［平衡側］**側頭筋後部筋束**の収縮が平衡側の**下顎頭を後方へ引く**．

［主作用筋］作業側舌骨上筋群，作業側閉口筋群，平衡側側頭筋後部筋束
［補助作用筋］作業側外側翼突筋

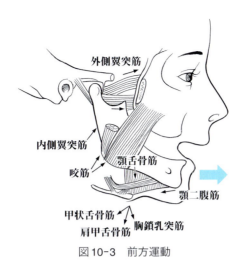

図10-3 前方運動

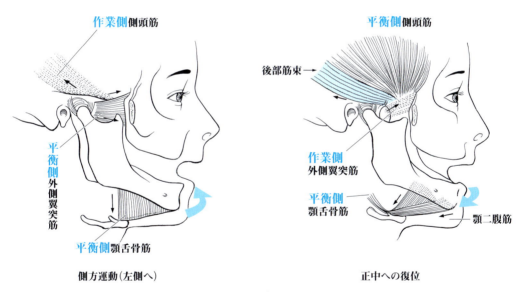

側方運動(左側へ)　　　　正中への復位

図10-4 側方運動

11 解剖学的ランドマークを理解する（骨）

ランドマークを的確に覚えると問題がイメージしやすくなる．場所と名称を確実に把握する．

上・下顎にみられる特徴

1 上顎を構成する骨（図11-1）

- 上顎骨と口蓋骨
- 上顎骨は，顔面の上方2/3に位置している左右1組の骨
- 内部に上顎洞を有する上顎骨体と歯槽突起，口蓋突起

2 上　顎

① **上顎結節**：上顎骨体の後面にある大臼歯部の残遺歯槽堤
② **骨口蓋（硬口蓋）**：前方2/3が上顎骨口蓋突起，後方1/3が口蓋骨水平板で構成される．
③ **切歯孔**：上顎骨口蓋突起の上面前部に位置する．
④ **大口蓋孔**：骨口蓋後方の口蓋骨水平板と上顎骨口蓋突起によって左右に楕円状の孔が構成される．
⑤ **小口蓋孔**：大口蓋孔の後方で口蓋骨錐体突起の口蓋面に開口している．
⑥ **正中口蓋縫線**：上顎骨の縫合跡．中央部に外骨症が生じると口蓋隆起とよばれる．
⑦ **顎堤**：歯の喪失した下顎骨歯槽部が顎粘膜で覆われた隆起である．
⑧ **ハミュラーノッチ（翼突上顎切痕）**：上顎結節の遠心と翼突鉤の間にある骨の切痕
⑨ **上顎洞**：副鼻腔のなかの1つ．上顎骨体の外形に近似した空洞である．

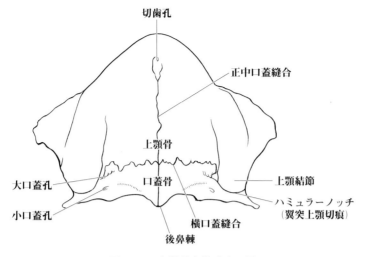

図11-1　上顎骨を構成する骨

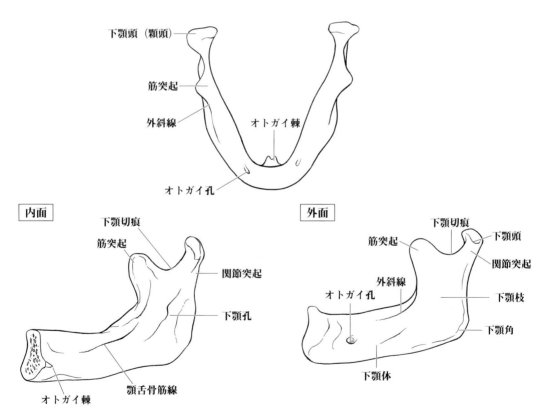

図11-2　下顎骨

3 下　　顎 (図11-2)

- 下顎骨は，下顎体と下顎枝に分けられる．
- 両側が顎関節で可動性に連結している．
- 下顎体は馬蹄形の厚い板状骨で，上方1/3が歯槽部，下縁が下顎底

① **オトガイ孔**：下顎体外面の小臼歯の直下に位置し，後上方向へ開口している楕円形の小孔である．
② **顎舌骨筋線**：顎舌顎筋の付着部
③ **外斜線**：筋突起から下りてきた線
④ **オトガイ棘**：下顎体内面の正中部で顎舌骨筋線の上方に位置する2～4個のかたまり．オトガイ舌筋とオトガイ舌骨筋が付着する．
⑤ **下顎隆起**：外骨症の一種．下顎体歯槽部舌側の小臼歯根尖付近にみられる骨隆起である．
⑥ **下顎枝**：下顎体後方から上方向へ垂直な長方形の板状骨であり，上縁に関節突起，筋突起および内面に下顎孔がある．
⑦ **関節突起・下顎頭・顆頭**：下顎枝上縁の下顎切痕の後方に位置する突起である．また，下顎頭の前面のすぐ下に翼突筋窩があり，外側翼突筋が付着する．
⑧ **筋突起**：下顎枝上縁の下顎切痕の前方に位置し，側頭筋が付着する．
⑨ **下顎孔**：下顎枝内面のほぼ中央に位置する下顎管の入り口である．
⑩ **下歯槽管・下顎管**：下顎枝内面の下顎孔から下顎骨中を前下方向へ斜走し，下顎体外面のオトガイ孔にいたる骨管である．
⑪ **顎堤**：歯の喪失した下顎骨歯槽部が顎粘膜で覆われた隆起である．

補綴学的意義・対処

各ランドマークに対する補綴学的対応について考える．

1 上　　顎

① 上顎結節部：上顎結節の**頬側**の部分は症例によっては嚢状になっていて**床縁を延長**できる．とくにこの部分の幅は頬骨突起，頬筋，咬筋，下顎が**側方運動**時の平衡側の筋突起によって規制されているので十分な**筋形成**が必要である．
② 切歯孔：鼻口蓋神経，血管の開口部のため**リリーフ**する可能性がある．
③ 大口蓋孔：リリーフの対象外
④ 小口蓋孔：リリーフの対象外
⑤ 口蓋隆起：外科的切除または**リリーフ**で対処するが，無歯顎患者は高齢者が多いので，多くは**リリーフ**する．
⑥ 顎堤：顎堤頂（歯槽頂）を連ねた線を**歯槽頂線**，上下顎の歯槽頂を結んだ**歯槽頂間線**といい，ともに**人工歯排列の基準**となる．
⑦ ハミュラーノッチ（翼突上顎切痕）：床後縁の位置決定の**目印**となる．
⑧ 上顎洞：歯槽突起が薄い場合，インプラントの埋入が困難となる．

2 下　　顎

① オトガイ孔：下顎骨の**吸収が著しい**ときには**リリーフ**の必要がある．
② 顎舌骨筋線：大臼歯部で隆線を約**5mm**越えて辺縁を**延長**するのが原則であるが，深くのばしすぎると，口腔底筋群の緊張によって義歯は離脱しやすくなる．また，**リリーフ**が必要なときがある．
③ 外斜線：頬棚の範囲を決定するためにも口腔内で確認すべき部位である．
④ オトガイ棘：**骨吸収が著しい**とき顎堤上に**突出**してくるため舌側床縁との関係に配慮する．
⑤ 下顎隆起：外科的切除または**リリーフ**で対処するが，無歯顎患者は高齢者が多いので多くはリリーフする．
⑥ 筋突起：側方運動時の**平衡側**の筋突起は上顎結節に**接近**することに注意する．
⑦ 顎堤：顎堤頂（歯槽頂）を連ねた線を**歯槽頂線**，上下顎の歯槽頂を結んだ線を**歯槽頂間線**といい，ともに人工歯排列の基準となる．下顎は舌側から吸収する．

12　解剖学的ランドマークを理解する（粘膜）

上・下顎にみられる特徴

1　上　　顎（図12-3）

① 切歯乳頭（incisive papilla：IP）：この部位の下に鼻口蓋神経や血管の出る切歯管がある．
② 翼突上顎切痕・ハミュラーノッチ（hamular notch：H）：上顎結節の後方で上顎結節の遠心面と翼突鉤の間にある部位をいう．
③ 前振動線：鼻孔を閉じて，鼻腔に呼気を含んだときに膨隆する線
④ 後振動線（アーライン）："アー"と発音させたときの可動範囲
⑤ 口蓋後縁封鎖域：前振動線と後振動線の間
⑥ 口蓋小窩：ここに**義歯床後縁**を設定する．
⑦ 正中口蓋縫線：粘膜で覆われているが，**粘膜下組織はほとんどない**．
⑧ 口蓋皺襞（すうへき）：硬口蓋の前方に存在し，切歯乳頭の後ろから臼歯付近まで正中口蓋縫線左右に4条ほど存在する．第1条が一番太く，犬歯に向かう．

［上顎の小帯］

⑨ 上唇小帯
⑩ 頰小帯

2　下　　顎（図12-3）

① レトロモラーパッド（retromolar pad，臼後パッド，臼後三角，臼後隆起）：
　前1/3は**線維性**，後2/3は**唾液腺**（臼後腺）
② 咬筋切痕部：頰側床辺縁遠心隅角部ともよばれ，レトロモラーパッドから頰側へ移行する隅角部で，咬筋の前縁に相当する．
③ 舌下半月部：下顎前歯舌側床翼部，辺縁の長さや幅を適切に設定することによって下顎義歯の維持を強固なものにする．
④ 顎舌骨筋後方カーテン：口峡部に2本の柱状の粘膜ヒダ（口蓋舌弓，口蓋咽頭弓）がみられ，前方のヒダは口蓋舌筋，後方のヒダは上咽頭収縮筋よりなる．
⑤ 顎舌骨筋線後方窩：レトロモラーパッドの舌側下方にあるアンダーカット部
⑥ 頰棚：頰側棚，バッカルシェルフともよばれ，下顎歯槽堤から外斜線にいたる間の平坦部．咬合平面に対して平行なため咬合圧の負担域となる．

［下顎の小帯］

⑦ 下唇小帯
⑧ 舌小帯
⑨ 頰小帯

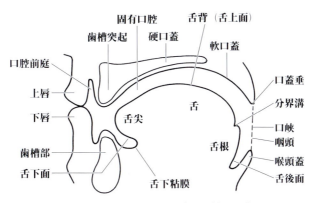

図12-1　口腔における名称（矢状断）

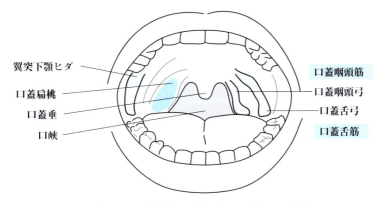

図12-2　咽頭部の解剖（p.23，図9-8参照）

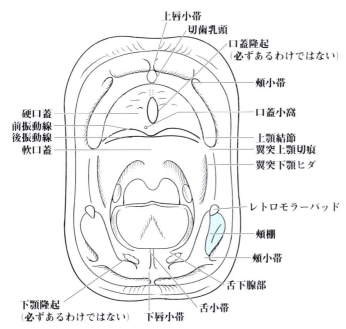

図12-3　粘膜面に存在するランドマーク（口腔）

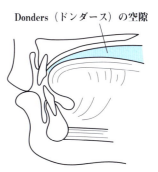

図12-4　Dondersの空隙
下顎が安静位にあって舌が静止しているときは，口蓋と舌背とのあいだに空隙がある．

補綴学的意義・対処

1　上　　顎

① **切歯乳頭**（incisive papilla：IP）：**リリーフ**が必要
② **翼突上顎切痕・ハミュラーノッチ**（hamular notch：H）：義歯床の遠心外側後縁を設定する．ハミュラーノッチ（H）と切歯乳頭（IP）を含む平面を**HIP平面**（Cooperman）といい，この平面は**咬合平面と平行**である．
③ **口蓋後縁封鎖域**：前振動線と後振動線の間．ここに義歯の後縁を設定する．さらにここを**加圧**して**印象採得**．作業用模型の**該当部位を削る**．または常温重合レジンを盛り，**ポストダム**（post dam）とする．
④ **口蓋小窩**：ここに義歯床**後縁**を設定する．**リリーフはしない**．
⑤ **正中口蓋縫線**：顎堤粘膜が薄いので**リリーフする必要がある**．
⑥ **口蓋皺襞**（すうへき）：知覚が鋭敏，義歯の動揺の影響を受けやすい．印象採得されたままの形態で義歯を製作すると皺襞の間に義歯床の鋭縁が入り込んで痛みを訴えるので丸める．咬合圧の二次的な負担域である．

［上顎の小帯］

⑦ **上唇小帯**：筋形成が不足すると疼痛を訴え，回避が大きすぎると辺縁封鎖が破れ，義歯の破折の原因にもなる．
⑧ **頰小帯**：頰を前後的に引っ張ると明瞭になる．

2 下　　顎

① **レトロモラーパッド**：安静時の下唇とレトロモラーパッドの1/2の高さは**咬合平面と一致**する．義歯を吸着させるためには**必ずここを覆う**必要がある．
- **臼歯部人工歯排列**の**目安**となる．臼歯部人工歯は下顎前歯の排列終了後，下顎**犬歯遠心**から**レトロモラーパッド前縁**までの間に排列する．もし**吸収**が**大きい**場合は，後端を**急斜面のはじめ**に設定する．

② **咬筋切痕部**：義歯が長いと，咬みしめたときにここに潰瘍を形成する．

③ **舌下半月部，下顎前歯舌側床翼部**：辺縁の長さや幅を適切に設定することによって**下顎義歯の維持を強固**なものにする．なお，この部分で辺縁封鎖を保つには，開口時に舌が床翼に乗り，下顎前歯舌側面に軽く接触しなければならない．**舌を後退させる習癖のある患者では，舌尖で前歯舌側を触れたままで開口するように指導**する．

④ **顎舌骨筋後方カーテン**：舌側遠心床翼を延長できる限界である．

⑤ **顎舌骨筋線後方窩**：ここに床を延長すれば**維持力の増強に有効**である．しかし，この部の床翼の**長さ，形，厚さが不適当**であると，義歯の脱離や粘膜の**損傷，嚥下痛，発音障害**などを起こす．

⑥ **頰棚**：頰側棚，バッカルシェルフ（buccal shelf）ともよばれ，**下顎歯槽堤**から**外斜線**にいたる間の平坦部をさす．後方は**レトロモラーパッド**に挟まれる．咬合平面に対して平行なため**咬合圧**の**負担域**となる．この部分に頰筋の付着部があるが，義歯で覆っても頰筋の走行方向が前後的であるため，筋肉が緊張しても義歯に影響を及ぼさない．

［下顎の小帯］

⑦ **下唇小帯**：口唇の運動に伴って移動するので十分な回避が必要である．

⑧ **舌小帯**：口腔内で一番大きな小帯

⑨ **頰小帯**：機能時に義歯の離脱をまねくものもあるので，義歯に切痕を設けて十分に避ける．

13　顎関節

顎関節の構成を覚える

- 下顎骨**関節突起**（下顎頭，顆頭）と側頭骨**関節窩**（下顎窩）との間で構成されている関節を，**顎関節**（側頭下顎関節，temporomandibular joint：TMJ）という．
- 関節頭と関節窩との間には，**関節円板**がある．

顎関節の特徴

- **両関節頭が1つの骨でつながれている**ので**一側**の関節の運動は，他側の関節の制約を受ける．
- 関節頭の動きが複雑．①回転と②滑走運動と③下顎頭長軸を中心とした回旋を複合したものである．
- **関節窩内が骨膜で覆われ**，滑膜で覆われた関節円板によって関節腔が上下2腔に分かれているので運動が円滑である．

顎関節の構成（図13-1）

1　骨部（側頭骨の関節窩・関節結節・下顎頭）

1　関節窩
- 頭蓋底外側壁を構成する側頭骨鱗部で頬骨弓根部と外耳道との間に位置し，横楕円形のくぼみで矢状的にS字状彎曲を呈している．

2　関節結節
- 側頭骨頬骨突起の基底部に位置し，関節窩のすぐ前方を左右方向に横走する骨隆起である．

3　下顎頭（顆頭・関節突起）
- 下顎骨関節突起，楕円状の平滑な関節面．関節面の長軸は，下顎枝の外面とほぼ直角に，両側の長軸は，145～160°の展開角で交わっている．

2　軟骨部
- 関節窩と下顎頭の関節面の表面に厚さ0.3mmの**線維性軟骨**がある．

3 関節円板

- 関節窩，関節結節と下顎頭との間にある．
- 顎関節を上関節腔と下関節腔に区分する卵円形の硬いコラーゲン線維板である．その周囲は関節包と結合しているが，一部で外側翼突筋と付着している．厚さは，部位によって異なり約1〜3mmである．

4 関節包

- 顎関節を包むように関節窩の周囲から関節突起下顎頸部の周囲まで付着する扇状の薄い結合組織の袋である．

5 滑膜

- 関節包の内面にあり，疎で軟らかな結合組織である．

6 円板後部結合組織

- 関節円板と関節包後壁を結ぶ，厚く鬆疎な結合組織である．

7 靱帯（図13-2）

- 側頭下顎靱帯（外側靱帯），蝶下顎靱帯，茎突下顎靱帯
- このなかで**側頭下顎靱帯（外側靱帯）だけが下顎運動を規制する**．

1 側頭下顎靱帯（外側靱帯）

［起始］頰骨突起の関節結節
［停止］下顎頸部後縁
［走行］後下方へ
［作用］下顎頭，関節円板，下顎窩の位置を強固に保持し，緊密に接触させる．

2 蝶下顎靱帯・茎突下顎靱帯

- 顎関節部周囲から起こり下顎枝内面に付着するが，**顎運動を規制しない**．

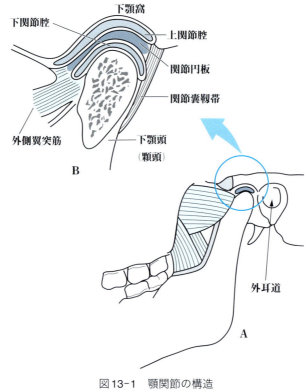

図13-1　顎関節の構造

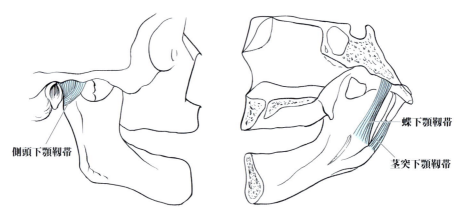

図13-2　側頭下顎関節と靱帯
上記の靱帯のなかで，側頭下顎靱帯だけが下顎運動を規制する

14 定義・用語を覚えよう（基準点）

基 準 点 (図14-1, 2)

1 上顎に存在するもの
- 耳珠，鼻翼（鼻翼下縁），眼窩下点，鼻下点，切歯乳頭，ハミュラーノッチ（翼突上顎切痕）

2 下顎に存在するもの
- オトガイ点

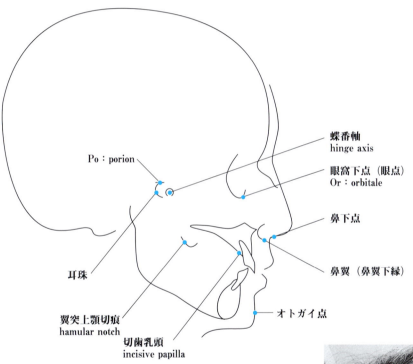

図14-1　基準点

ア：耳珠
イ：平均的顆頭点
ウ：外眼角
エ：眼窩下点
オ：鼻翼下縁

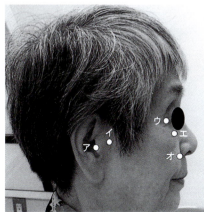

図14-2　基準点　　（102D-50）

15 定義・用語を覚えよう（標示線）

標示線（図15-1）

1 正中線
- 身体を左右の中心で2分する仮想線

2 口角線
- 口唇の安静時における口角の位置．上顎3前歯の総幅径と一致

3 上唇線
- 上唇を挙上したときの上唇下縁の位置

4 下唇線
- 下唇を下制したときの下唇上縁の位置

5 鼻幅線（鼻翼幅線）
- 左右の鼻翼から下ろした垂線．上顎両側犬歯尖頭間の距離と一致

6 瞳孔線（瞳孔間線）
- 遠方を直視しているとき，左右の瞳孔の中心を結んでできる線
- 前方からみたときに**咬合平面と平行**

7 歯槽頂線
- 上下の顎堤の形態的な頂上を連ねた線．前歯部と臼歯部に分ける．
- 臼歯部は**排列**の**基準**となる．

8 歯槽頂間線（図15-2）
- 前頭面で上下顎の歯槽頂を結んだ線
- 片側性平衡咬合を確立するため，**歯槽頂間線の法則**に則って排列する．
- **交叉咬合**：咬合平面と**歯槽頂間線**のなす**内角が80°以下**のときに交叉咬合となる．

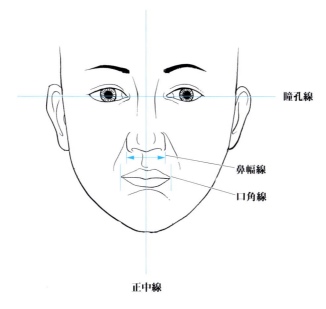

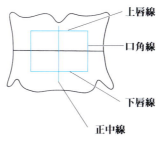

図15-1 標示線

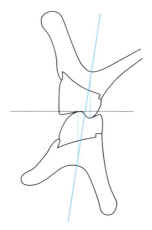

図15-2 歯槽頂間線と人工臼歯の関係

前頭面上において，相対する上下顎歯槽頂を結んだ直線を歯槽頂間線という．この歯槽頂間線が下顎第一大臼歯の頰側咬頭内斜面の中央を通るように排列すれば，咬合力の合力の方向は歯槽頂上を通るようになり，片側性の平衡咬合が得られるという考え方を歯槽頂間線法則という．
(林 都志夫編：全部床義歯補綴学 第3版, p.282, 医歯薬出版, 1993)

16 定義・用語を覚えよう（平面・彎曲）

平　面 （図16-1〜3）

1 咬合平面（occlusal plane）
- 下顎切歯切端と両側の最後方臼歯・遠心頬側咬頭頂を含む平面

2 仮想咬合平面
- Camper（カンペル）平面，HIP平面と平行，人工歯排列の基準平面

3 Frankfort（フランクフルト）平面（FH平面・眼耳平面）
- 頭蓋に対する水平基準面であり，左側眼窩下縁の最下点（眼点：orbitale）と両側外耳道上縁の中点（耳点：porion）とを結んでできる平面．咬合平面とは非平行（ドイツでの会議で決定：1882）

4 Camper平面（補綴学的平面）
- 鼻下点と耳珠上縁によって設定される鼻聴道線を含む平面

5 Bonwill（ボンウィル）三角（下顎三角）〔Bonwill：1858〕（図16-3）
- 左右両側の下顎頭上面中央部頂点と下顎両中切歯の近心切縁隅角間の中点（切歯点）を結ぶ三角形は，1辺の長さが平均約10cm（4インチ）の正三角形である．
- 咬合平面とBonwill三角のなす角Balkwill（バルクウィル）角（1866年 23°〜30°，平均26°，日本人 男24°，女22°）
- Gysi simplex（ギージーシンプレックス）咬合器では，Balkwill角は20°

彎　曲

1 Wilson（ウィルソン）の彎曲（図16-4）
- 天然歯列を前頭面に投影した場合，下顎臼歯における左右同名歯の各咬頭頂は，下方に向かって凸のカーブ上にあり，臼歯の位置によって異なった弧を描く．
- 歯の解剖学的には舌側咬頭が頬側咬頭より高い下顎大臼歯が，顎骨に植立した状態では逆に頬側咬頭のほうが舌側咬頭よりも高くなってWilsonの彎曲を示すのは，歯が舌側傾斜しているためである．

2 Spee（スピー）の彎曲〔Spee：1890〕（図16-5）
- Speeの彎曲とは下顎天然歯列の矢状面観で，切歯切縁と犬歯尖頭および臼歯頬側咬頭頂を連ねてできる円弧の曲線である．

3 Monson球面（モンソンカーブ）〔Monson：1920〕（図16-6）
- Monson球面とは，下顎運動に対するMonsonの球面学説における歯牙彎曲で，篩骨鶏冠部を中心とする半径約10cm（4インチ）の球面である．

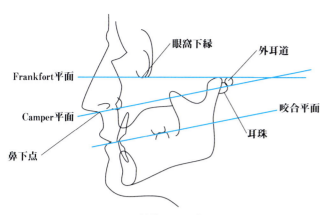

図16-1 基準平面を覚えよう

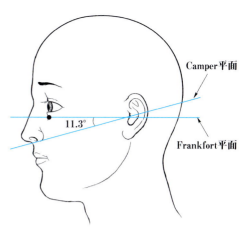

図16-2 Frankfort平面とCamper平面の関係

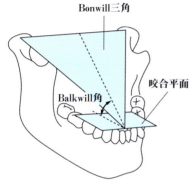

図16-3 Bonwill三角

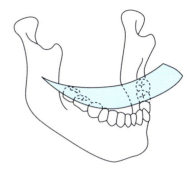

図16-4 Wilsonの彎曲

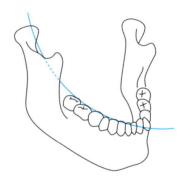

図16-5 Speeの彎曲

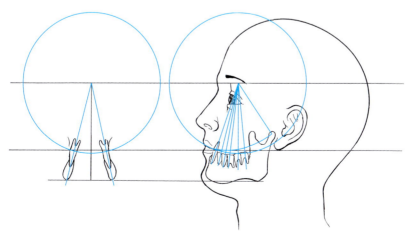

図16-6 Monson球面
篩骨鶏冠を中心とした半径約10cmの球面上に下顎の歯が並ぶ．

17 定義・用語を覚えよう（下顎運動要素）

> **下顎運動の復習**
> 前方運動：閉口筋によって咬合を維持しながら外側翼突筋によって顎を前に出す．
> 開口運動：開口筋によって口を開ける＋外側翼突筋が関節頭を前方滑走する．
> 閉口運動：閉口筋によって口を閉じる．
> 側方運動：作業側顆頭，側頭筋後腹に引かれ回転しながら外方へ（Bennet shift）
> 　　　　　平衡側顆頭，外側翼突筋によって前下内方へ
> 後方運動：両側の側頭筋後腹により後方に引かれる．

計測点（どこで下顎の動きをみるのか）

- 切歯点および顆頭点の運動として表現される．
- ① 切歯点（incisal point）：下顎両中切歯の近心切縁隅角間の中点（切歯点）
- ② 顆頭点（condylar point）：平均的顆頭点〔耳珠上縁（外耳道上縁）と外眼角を結ぶ線上で外耳道の前方13mmの点〕

下顎運動要素

- まず矢状・側方と顆路・切歯路を覚える（図17-1）
- 次に組み合わせを覚える

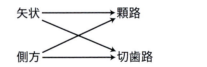

　組み合わせる

- 矢状顆路，側方顆路，矢状切歯路，側方切歯路
  （矢状面についてはp.54，図20-2参照）

1　顆　路

- 顆路とは，顆頭（下顎頭）の運動経路であり，矢状および側方顆路に分けられる．

1　矢状顆路

- 下顎の前方運動時，側方運動時の平衡側の顆頭点の矢状面における運動経路
- ① 矢状顆路傾斜角（5°～55°，平均33°）〔Gysi：1926〕
- 水平基準面に対する矢状面での顆頭の動きを傾きで表したものである．
- 有歯顎より無歯顎者のほうが浅い．

■ 矢状顆路傾斜角が大きい──→ Christensen（クリステンセン）現象が大きくなる──→義歯が離脱しやすい．

> 大きな顆路への対応として
> - 調節彎曲を大きくする．
> - 咬頭傾斜を大きくする．
> - 矢状切歯路傾斜角を小さくする．
> - 咬合平面の傾きを増やす．
>
> これらの対応をバランスよく行う．
>
> （p.72，Hanauの咬合理論参照）

矢状顆路は前方チェックバイト，パントグラフによって求める．

2 側方顆路

- 下顎側方運動時の平衡側顆頭点の運動経路

① 側方顆路角

- 下顎側方運動時の側方顆路が水平基準面上で矢状面となす角（Bennet角）である（図17-3）．
- 平均15°，側方チェックバイト，パントグラフによって求められる．

Hanauの公式

$L＝H／8＋12$（L：側方顆路角，H：矢状顆路傾斜角）によっても値が得られる．

2 切歯路

- 切歯路とは，下顎運動時における切歯点の運動路
  （切歯点での運動：咬頭嵌合位から犬歯の切端咬合まで4～5mm）
① 矢状切歯路：前方運動時の矢状面における切歯点の運動経路
② 側方切歯路：側方滑走運動時の切歯点の運動経路

1 矢状切歯路傾斜角

- 水平的基準面に対する矢状切歯路の傾きである．
- 前歯部の被蓋関係によって矢状切歯路は変化する．唯一，人の手によって調節できる角度
- 有歯顎者では矢状顆路傾斜角より角度を大きめに付与し誘導させる．
  （アンテリアルガイダンス：前歯誘導）
- 無歯顎者では角度を小さく設定しChristensen現象を抑制する．
  （矢状顆路傾斜角が大きいときには矢状切歯路傾斜角を小さく設定する：Hanau）

2 水平側方切歯路角（120°～150°）

- 左右の側方切歯路が水平基準面上でつくる角である（ゴシックアーチ角）．

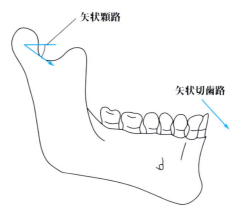

図17-1 矢状顆路・矢状切歯路

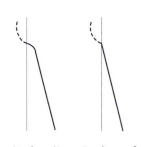

図17-2 サイドシフト（代表例）
平衡側の動きは直線的なものとやや曲線的なものがある．

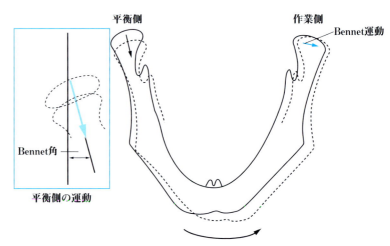

図17-3 Bennet運動

側方運動時には**平衡側顆頭**が**前下内方**に動き，**作業側顆頭**は回転しながら外側へ移動する．このとき**下顎**全体が**作業側**方向に**横すべり**する．これを**Bennet運動**という．この際，正中面に対して平衡側顆頭の軌跡がなす角度をBennet角という．

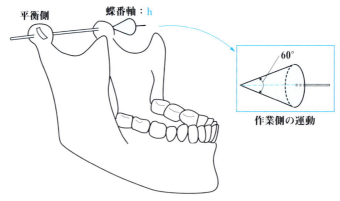

図17-4 作業側顆頭の運動範囲
下顎頭間軸を中心として外側に頂点が60°の円錐形の範囲内を移動する

(山縣健佑，黒岩昭弘：図説無歯顎補綴学，学建書院，2004)

18 定義・用語を覚えよう（顎位）

咬合とは咬み合わせることを示す．

まず下顎位（顎位）の名称を覚える

顎位とは，上顎に対する下顎の相対的位置を示す（顎の位置の呼称）．

個々の顎位を理解する

1 歯牙（咬合）位
- 歯の咬合によって定まる位置

1 中心咬合位（centric occlusion：C.O.）
- **上顎の歯**と**下顎の歯**が**最大接触面積**で嵌合（接触）する．
- 歯を咬み合わせたとき，最も基準になる顎位が中心咬合位
- **歯**によって**規定**される**下顎位**のため変化しやすい．
- 下顎頭は下顎窩内で顆頭安定位にある．

2 咬頭嵌合位（intercuspal position：I.C.P.）
- 中心咬合位と同じ位置（**中心咬合位＝咬頭嵌合位**）

3 偏心位
- 前方位や側方位で咬むなどの**中心咬合位以外**での咬合を偏心位という．

4 歯牙位の切端咬合位
- 前方運動位のうち，上下中切歯が接触する位置

2 顆頭位（下顎頭位）
- 歯の咬合とは関係なく，**関節窩内**で**顆頭**（関節頭）の**位置**により**規定**される顎位

1 中心位（下顎最後退位）（centric relation：C.R.）
- **下顎骨**の**顆頭**が，**関節窩内**で**側方運動**を行いうる範囲内で，**最も後方**に位置する顎位．体位，頭位に影響されない（**無歯顎**になっても**再現性のある**顎位）．
- ある範囲の垂直高径内で蝶番運動が可能
- 前後的に中心咬合位より1mm後方にある．10％は中心位＝中心咬合位

2 下顎安静位（安静位）（physiologic rest position）
- 開口筋と閉口筋のバランスがとれた状態にあり，口唇が軽く接した位置で，上下歯列間に2〜3mmの間隙（安静空隙）が生じる．
- この状態で鼻下点オトガイ点間距離を数回計測し，安静位空隙量を減ずると咬合高径（垂直顎間距離）が求められる．

- 習慣性開閉口路上に存在し，限界運動ではない．
- 体位，頭位などの姿勢に影響される．
- 咬合挙上は安静空隙（2〜3mm）の範囲内で可能である．

3 顆頭安定位
- 関節窩，関節包内で顆頭が安定した位置に存在する．正常歯列の有歯顎者では中心咬合位と一致する．

4 嚥下位
- 嚥下時に上下顎の歯が接触する位置で，**咬頭嵌合位**の**後下方**で歯が接触し，平均**0.5mm 前方滑走**して嵌合位に達する．後方歯牙接触位に近似したものもある．
- 咬合高径，水平的顎位が**ともに得られる**顎位として重要

5 発音位
- 発音する際に発音によって固有の間隙が上下歯列間に生じる．
① ［s］での発音位：最小発音間隙ともよばれ，1〜2mmの間隙をもつ．
② ［m］での発音位：下顎安静位に近い顎位で，2〜4mmの間隙をもつ．

6 最大開口位
- 開口時，上下顎の離開度が最大になる位置．平均50mm

ポイント

有歯顎	中心咬合位㊲	中心位㊲
無歯顎	中心咬合位㊺	中心位㊲

※中心位によって中心咬合位を想定する（p.107参照）．

19 ポッセルト図形を完全にマスターする

1 測定点―下顎切歯点 (incisal point)

▶ 矢状面・水平面・前頭面があるが，一番，目にしているのは矢状面ではないか？

2 矢状面での名称 (図19-1)

1 中心咬合位 (①)
- 有歯顎者では最も咬みこんだ位置

2 中心位 (②)
- 最後退位で側方運動が可能な位置

3 終末蝶番運動路 (③) (terminal hinge movement path)
- 中心位から始まる開口2cmまでの蝶番運動路
- **顆頭の位置**を知るためにも**蝶番軸**は大切 (図19-3)

■ 蝶番軸
▶ 顆頭はどこにあるの？　私たちは顆頭の位置を通常,平均的顆頭点で決めている.

- **平均的顆頭点**－外眼角と耳珠を結ぶ線で前方13mmの位置
- この決め方ではラフなので，終末蝶番運動を利用して蝶番軸を求めると精度よく顆頭の位置が定まる．なお，この点を求めるためには，ヒンジアキシスロケーターを用いる (p.111参照).

4 習慣性開閉口路 (④)
- 日ごろ，咀嚼・発音を営んでいるところ

5 下顎安静位 (⑤)
- 安静位は開閉口路上に存在する．

6 最大開口位 (⑥)

7 最前方位 (⑦)

8 変曲点 (⑧)
- この点で顆頭は前方運動を伴った動きとなる．

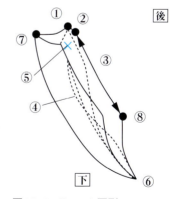

図19-1　Posselt図形
上下：50mm
前後：12mm
左右：20mm

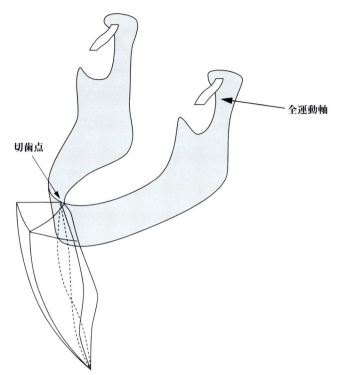

図19-2 Posselt図形の立体図

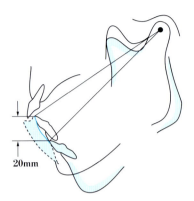

図19-3 終末蝶番運動軸
切歯点で開口およそ20mmまでは顆頭を中心とした蝶番運動が行われる．回転中心を蝶番軸という．

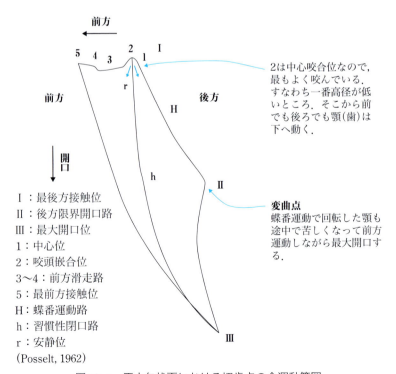

Ⅰ：最後方接触位
Ⅱ：後方限界開口路
Ⅲ：最大開口位
1：中心位
2：咬頭嵌合位
3〜4：前方滑走路
5：最前方接触位
H：蝶番運動路
h：習慣性閉口路
r：安静位
(Posselt, 1962)

2は中心咬合位なので，最もよく咬んでいる．すなわち一番高径が低いところ，そこから前でも後ろでも顎(歯)は下へ動く．

変曲点
蝶番運動で回転した顎も途中で苦しくなって前方運動しながら最大開口する．

図19-4 正中矢状面における切歯点の全運動範囲
（下顎の前歯の動きを見たもの）

3 水平面観（図19-5）

1 後方（①）
- 下顎切歯点に描記針を置き，中心位（下顎後退位）から側方限界運動をさせて水平面の描記板上に下顎の運動経路を描かせるとゴシックアーチが描記され，水平面における後方限界が示される．

2 前方（②）
- 下顎前進位から前方の側方限界運動をさせると，同様に左右の最側方位に達し，水平面における前方限界が示される．
- この運動範囲は，前後の頂点では鈍角で，左右の最側方位では鋭角の菱形を示す．

3 水平面における運動範囲（③）
- 切歯点では前後的に**約10 mm**，側方への運動範囲は**約20 mm**である．
- 顆頭点では前後的な運動範囲よりも側方への運動範囲のほうが小さい．

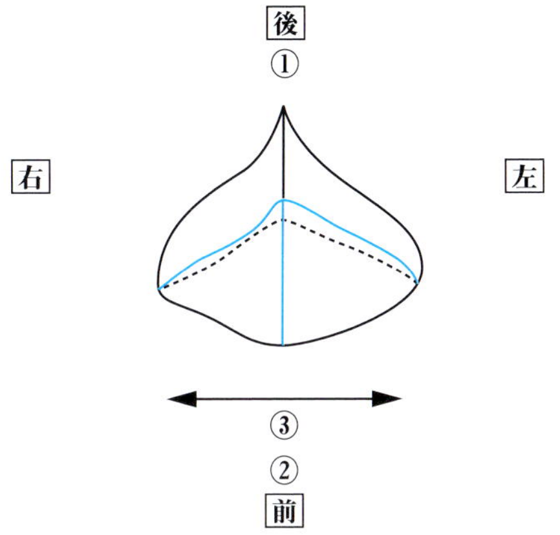

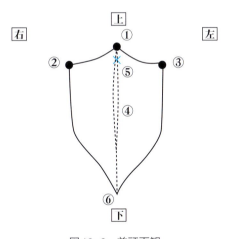

図19-5　水平面観
色線はゴシックアーチ

4 前頭面観（図19-6）
- 上下に50 mm
- ① 中心咬合位（上方の限界点）
- ②，③ 側方限界位
- ④ 習慣性開閉口路
- ⑤ 安静位
- ⑥ 最大開口位

前頭面観は限界運動内での咀嚼パターンを解析するのに応用される．

図19-6　前頭面観

5 咀嚼とは
- 食片を口腔内に取り入れ，歯列間に挟み，筋力によって咬み砕き，嚥下が可能になるまで続ける動作をいう．
- 咀嚼は，次の3つに区分される．
- ① 開口運動
- ② 側方運動
- ③ 閉口運動
- すなわち，①口を開け，②咬みたい側へ，③口を閉じるとなり，これをスムーズにできるかを観察する（図19-8〜10）．

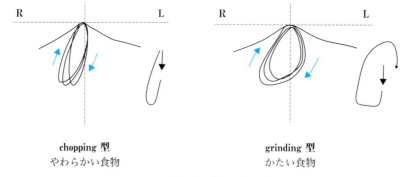

図19-7 咀嚼運動の前頭面観（MKG）

chopping 型　やわらかい食物

grinding 型　かたい食物

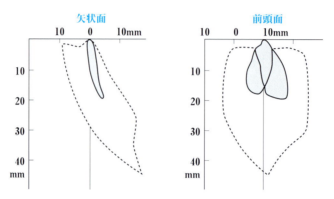

図19-8　下顎切歯点での咀嚼運動の範囲
実際に食品を咀嚼しているときの下顎の運動範囲は全運動範囲のごく一部であり，咬頭嵌合位から上下20mm，前後2mm，左右8mm程度の動きである（根本一男，1962）．

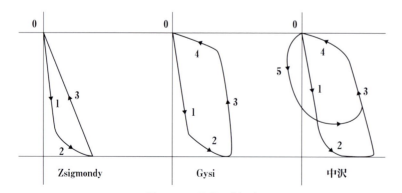

図19-9　咀嚼運動経路
下顎切歯点の前頭面上での咀嚼運動路の模式図
正常有歯顎者の咀嚼周期は0.6〜0.8秒

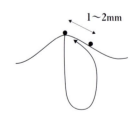

図19-10　咀嚼運動と咬合調整
咀嚼運動は口の中に食物が入っていないと正常に営まれないので，義歯の調整は咀嚼運動の咬合相とほぼ一致する1〜2mmの運動（側方滑走運動）にて行われる．

20 顆　路

> **顎関節の復習**
> - 顎関節とは，側頭骨関節窩と下顎骨関節頭によって構成される関節で，両者の間には関節円板が介在している．
> - 人体のほかの関節に比べ，この関節は回転に加え滑走を行うのが特徴である．
> ① 回転（蝶番運動）——→ 一般的な関節の運動
> ② 滑走運動　　　　——→ 顎関節固有の運動

顆路とは

- 関節窩（くぼみ）に対して関節頭（突起）が前方運動をするので（図20-1）運動方向が規定される（たとえば，前下方へ30°で動く）．
- この角度は人によって差があり，これを**顆路傾斜角**とよぶ．

1 顆路には矢状顆路と側方顆路がある

1 矢状顆路：前方運動での顆頭の動きを矢状面投影したもの
　▶ 感覚的には顆頭が前下方に動く．

2 側方顆路：側方運動時の水平面での平衡側顆頭の動き
　▶ 感覚的には平衡側顆頭が前下内方に動く．

2 矢状と側方の区別がつきにくい？

- まず，投影面（前頭面・矢状面・水平面）のよび方を覚えよう（図20-2）．
① 作業側と平衡側とをしっかり把握しよう．
② 前方運動時の顆路を矢状面投影したもの————————→ 矢状顆路
③ 側方運動時の平衡側顆頭の動きを水平面投影したもの——→ 側方顆路

■ 注　意
- 側方顆路を側方運動時の平衡側顆頭を矢状面投影したものと勘違いする人がいる．あくまでも側方顆路は水平面投影したもの．
- 実は矢状顆路には2つの運動軌跡があって，**前方運動時の顆頭**と**側方運動時の平衡側顆頭**を観察すると似たような動きをしている．
- この動きは**前方矢状顆路傾斜角**，**側方矢状顆路傾斜角**とよばれ，その差はFischer（フィッシャー）**角**とよばれる——→ 5°の差をもつ（図20-3）．

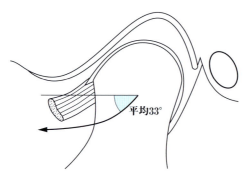

図20-1 矢状顆路傾斜角
下顎が前方運動すると顆頭は関節窩内壁に沿ってS状の彎曲を描いて前下方に移動する．

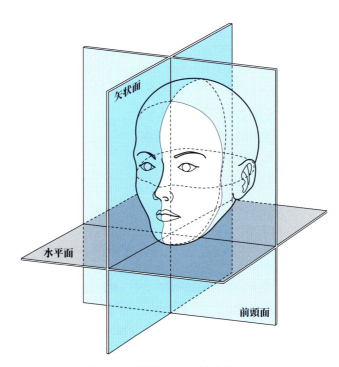

図20-2 投影面のよび方を覚えよう

顆路が及ぼす影響

- 顆路があると何が起こるのか？
① 顆路があると ⟶ Christensen（クリステンセン）現象が発生する（図20-4）．
② 矢状Christensen現象 ⟶ **前方**運動時に**臼歯**が**離開**する．
③ 側方Christensen現象 ⟶ **側方**運動時に**平衡側**の**臼歯**が**離開**する．

1 Christensen現象の影響

1 有歯顎

偏心位での不要な臼歯部の接触滑走を避けることができる（前歯による誘導も含まれている）．

> **どういうことか**
> 前方運動をしてみよう．はい，切端咬合で止めて．
> どうなった？
> 臼歯に隙間が開いた？ 舌が入りますか？
> Christensen現象（矢状）が起きてます．
> もう一度，前方運動してみよう．
> 下顎の第一大臼歯はどう接触しましたか？
> 前方運動するに伴い，第二小臼歯→第一小臼歯→犬歯なんて接触しませんね．
> **なぜか？**
> ▶咬頭嵌合位から前方運動をはじめて咬頭対咬頭になるくらいから先への前方運動では，臼歯が離開するため前方運動しても顎は**がたがた**動きません．
> ▶このように偏心位をとったとき，臼歯の必要以上の接触滑走は有歯顎者にとって有害なことなので離開するようになっているんです．
> ▶このとき前歯による誘導も関与していますが，別の項で説明します．

2 無歯顎

- 部分的に接触滑走をすると離脱する．
- だから，どこで咬合しても接触している咬合でないと義歯が離脱してくる．
- したがって，**バランスをとった咬合，平衡咬合**を与える．
- 具体的には，調節彎曲，咬頭傾斜，咬合面の傾きなどでChristensen現象を補償する．

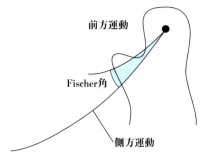

図20-3 Fischer角（2つの矢状顆路）
前方運動時の矢状顆路傾斜角と側方運動時の平衡側の矢状顆路傾斜角の差

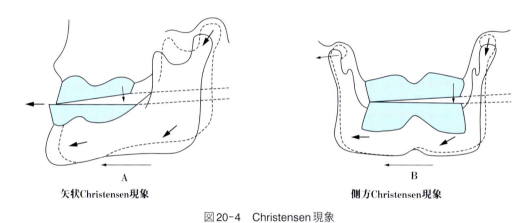

A 矢状Christensen現象　　B 側方Christensen現象

図20-4 Christensen現象
前方，側方運動時の平衡側の臼歯部が離開する現象．ともに顆路が原因となっている．無歯顎では義歯が離脱しやすくなる．調節彎曲が有効．

21　切歯路

　上顎の歯は下顎の歯よりも外側に位置していることはご存じであろう．前方運動したときには下顎の前歯が上顎の前歯の舌面を滑走して顎運動を誘導する．**咬頭嵌合位から切端咬合の状態**になるまでは**約5mm**あり，その経路を切歯路という（なお，**前方限界運動位**は**咬頭嵌合位の約10mm前方**となる）．

切歯路とは

1　上下顎前歯の被蓋関係によって切歯路が決まる（図21-1）
　① 被蓋関係
　② 垂直被蓋（over bite）と水平被蓋（over jet）

2　下顎運動要素のなかで唯一調節できる項目
　① 無歯顎者では固有の切歯路を失っているので，術者が任意に与える．
　② 臨床でよく用いられる無歯顎者の矢状切歯路傾斜角約15°を付与するため，切歯指導板を約10°とした場合の前歯部被蓋関係は垂直被蓋約1mm，水平被蓋約4mmである．

3　矢状切歯路傾斜角と咬合

1　有歯顎者における矢状切歯路傾斜角：40〜50°（図21-2）
　矢状切歯路傾斜角は下顎運動を円滑に行わせるために，**矢状顆路傾斜角より大きめに**（矢状顆路傾斜角＋0°〜20°程度：河野）付与されていなければならない．こうすることによって，臼歯が早期に離開し，関節窩を構成する骨よりも硬いエナメル質で覆われた前歯が誘導するため，顎関節の形態が温存される．

2　義歯に与える矢状切歯路傾斜角：10〜15°（図21-4, 5）
　矢状切歯路傾斜角を大きくすると早期に臼歯部が離開するという義歯にとっては平衡咬合が破壊されるので，**矢状切歯路傾斜角はできるだけ小さく設定する**（15°程度）．

　実際，臨床で多用される平均値咬合器は矢状顆路傾斜角が30°で，このとき咬合器の切歯指導板を10°としたときには，咬合器の顆頭と切歯指導板の距離間の前方約1/4の位置に存在する矢状切歯路傾斜角は約15°となる．前述したように，前歯の垂直被蓋1mm，水平被蓋を4mmにすると切端咬合時に切歯指導釘が切歯指導板に接触した状態になる．また，このとき用いる人工歯を20°にすると比較的少ない削合量で安定した平衡咬合を得ることができる．

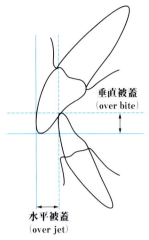

図21-1　前歯部の被蓋関係

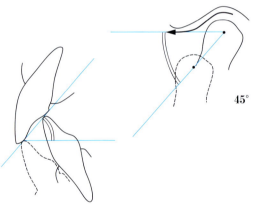

図21-2　矢状顆路傾斜角と矢状切歯路傾斜角の関係
矢状顆路傾斜角＜矢状切歯路傾斜角
（矢状顆路傾斜角＋0°〜20°）とする．

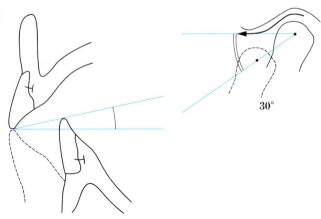

図21-3　矢状顆路と切歯路の関係
矢状顆路傾斜角＞矢状切歯路傾斜角とする．

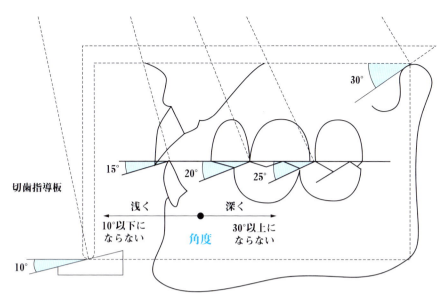

図21-4　全部床義歯での矢状切歯路傾斜角と矢状顆路傾斜角の関係

矢状顆路傾斜　30°
咬頭傾斜　20°
矢状切歯路傾斜角（切歯指導板）　10°
切歯点での角度　15°

矢状顆路傾斜角を30°，切歯指導板の角度を10°に設定したとき，それぞれの歯に与える角度をどうすればよいか．
第一大臼歯ではそれぞれの平均をとり，20°の咬頭傾斜を付与する．図中のようにそれ以後は角度は深くなり25°，それより前は逆に浅くなる（20°〜15°）．

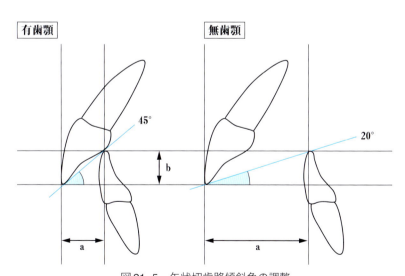

図21-5　矢状切歯路傾斜角の調整
水平被蓋を大きくすると矢状切歯路傾斜角は小さくなる．
　　　a：水平被蓋
　　　b：垂直被蓋

22 全部床義歯と天然歯の比較

	天然歯での状況	全部床義歯での状況
神経筋機構	各神経により**制御**されうる歯周組織をもつ	歯根膜にある感覚受容器の欠損で，咬合の感覚は顎堤粘膜を義歯が圧迫する**特殊な感覚**となる
咬合力の伝搬	連結固定されない限り**力が加わった歯**に作用する	1か所に加わった**力は一体化**された義歯全体に作用する
前歯での咬合	とくに**問題を起こさない**	強い咬合は上顎前歯部の歯槽骨**吸収**を引き起こし，**フラビー**を誘発することもある
咬合様式	基本的には**犬歯誘導**または**グループファンクション**	フルバランスドオクルージョン
両側性平衡咬合	まれ	義歯の安定のために**必要**
矢状切歯路傾斜角	円滑な顎運動のためには**矢状顆路傾斜角より若干大きく**とる	Christensen現象を増加させないために**小さくする**
咀嚼能率	100%	平均25%
第二大臼歯	大きな咬合力が発揮できる	傾斜した顎堤上（**スキーゾーン**）にあると義歯が不安定になるので**状況に応じて排列**する
顎関節	顆頭安定位にある	顆頭の位置が**関節窩内のやや後方**になる 顆路は浅くなる
下顎位	**中心咬合位**（咬頭嵌合位）にて安定	無歯顎になった経過が長いと**前方に偏位**しやすい
不正咬合	**矯正治療**などを行わないと変化しない	義歯を製作する工程の**すべてに影響**を与える

咬合について

1 天然歯に与えられる咬合

- 円滑な下顎運動を主体に咬合が考えられている．

　中心咬合位が安定していることを前提として，偏心位をとったときには**顎関節に負担がかからない**ように円滑な接触滑走ができる．

　すなわち，顎が動いた方向の歯しかあたらないようにする．前方運動であれば，前歯だけ（アンテリアガイダンス），側方運動なら犬歯だけ（犬歯誘導）があたる．

　犬歯による誘導が基本で，犬歯に何らかの障害（極度な咬耗，重度な歯周病の罹患，欠損）があるときにはグループファンクションとする．ただし，グループファンクションは偏心位のとき，同時・同圧に咬合接触させなければならないので調整が困難である．

2 全部床義歯に与える咬合

- 義歯の維持安定を主眼とした咬合が考えられている．

　平衡咬合（バランスドオクルージョン）が全部床義歯の理想咬合として広く認知されている．

　平衡とは物体が動かないように力が加わることで，イメージ的には平均台の上でどうバランスをとるかが義歯の静止時・空口時のバランスであり，平均台で片手に重い荷物を持った人のバランスが咀嚼時の義歯の状態である．よくテレビの全部床義歯安定剤のCMでリンゴを丸かじりするシーンがあるが，これは平均台の上で縄跳びをするようなもので，およそここで示した平衡とはほど遠いものがある．

> **ポイント**
> 　前歯だけで咬むと義歯がはずれてくるので前歯で咬んだとき，奥歯も咬む咬合（フルバランスドオクルージョン）を与える．

23 咬合様式

咬合様式というのは，**偏心咬合**（とくに側方運動時）を行ったときに咬合接触状態がどのようになっているかの分類である．有歯顎では円滑な顎運動を営むことを優先に考え，無歯顎では義歯の維持安定を優先に考える．

両側性平衡咬合（bilateral balanced occlusion）バイラテラル

- **側方運動時，作業側**と**平衡側**が**同時に接触**する咬合（**全部床**義歯用の咬合）
- ■ 作業側
- 同名咬頭同士の接触，機能咬頭と非機能咬頭の接触
- 上顎臼歯の頰側咬頭と下顎臼歯の頰側咬頭，上顎臼歯の舌側咬頭と下顎臼歯の舌側咬頭が接触
- ■ 平衡側
- 機能咬頭内斜面での接触
- 上顎臼歯の舌側咬頭と下顎臼歯の頰側咬頭が接触
- ■ 同義語
- フルバランスドオクルージョン（full balanced occlusion）
- バランスドオクルージョン（balanced occlusion）
- クロスアーチバランス（cross arch balance）

片側性平衡咬合（unilateral balanced occlusion）ユニラテラル

- ■ 作業側　臼歯群の頰側および舌側咬頭の両咬頭同士が接触（**全部床**義歯用の咬合）
- ■ 平衡側　咬合面間が離開
- 義歯に与える咬合で，実際に食物を咀嚼する状態に一番近い咬合の与え方
- ■ 同義語
- クロストゥースバランス（cross tooth balance）（義歯用）

犬歯誘導咬合（臼歯離開咬合，disocclusion，disclusion）

- **側方運動時，上顎犬歯**が**下顎犬歯**と接触滑走し，**臼歯が離開**する咬合様式．前方運動時にも臼歯部は離開する．
- この咬合様式を確立するためには健全な犬歯の存在が必要で，犬歯が失われていたり，状態が悪いときにはこの咬合は望めない．
- オーラルリハビリテーションの際の理想的な咬合であるともいわれている．

■ 同義語
- カスピッドプロテクテッドオクルージョン（cuspid protected occlusion）
- ミューチュアリープロテクテッドオクルージョン（mutually protected occlusion）

グループファンクション（group function）

- 側方運動時，作業側のみに上下顎歯間の咬合接触があり，平衡側では臼歯部が離開する咬合様式．日本人に多い咬合様式．
■ 作業側　臼歯群の頰側咬頭同士のみが接触
■ 平衡側　咬合面間が離開
- 有歯顎での咬合様式で，犬歯の状態が悪く犬歯誘導が確立できないときに行う咬合様式

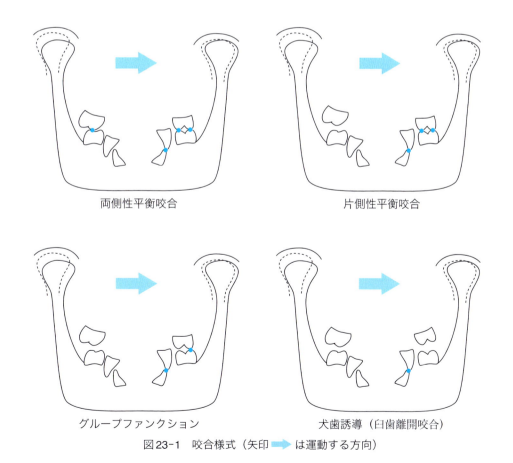

図23-1　咬合様式（矢印 ➡ は運動する方向）

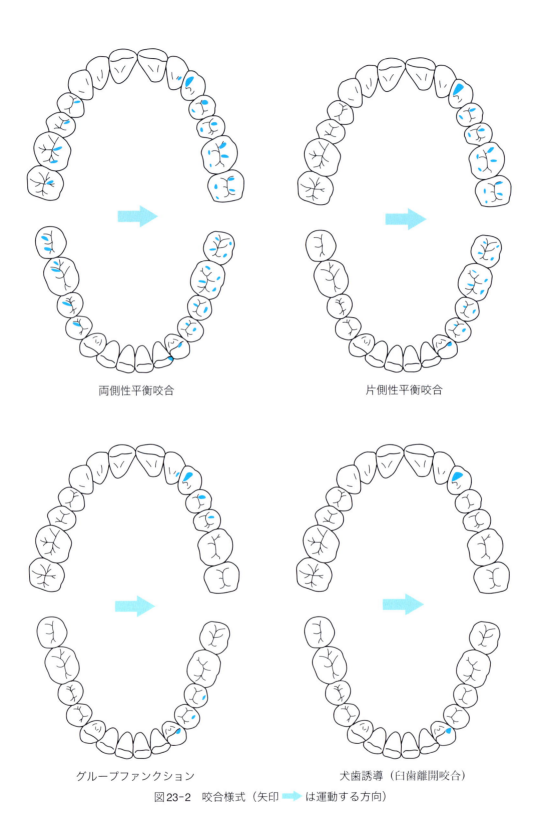

図23-2 咬合様式（矢印 ➡ は運動する方向）

24 リンガライズドオクルージョン

- **片側性平衡咬合**である（両側性平衡が与えられることも多い）．
- 多くの臨床家に用いられている合理的な排列法である．
- 臼歯は上顎に33°，下顎に20°の人工歯を用いる．
- **上顎臼歯**の**舌側咬頭のみ**が**下顎臼歯**の**中心窩**に**接触**するよう排列する．
- 下顎が動いたとき，上顎臼歯の舌側咬頭のみが下顎臼歯と接触滑走する．
- 側方運動では，作業側上顎臼歯の舌側咬頭が下顎臼歯と接触滑走する．
- この咬合を**リンガライズドオクルージョン**（lingualized occlusion，図24-1，3）とよんでいる．
- 臼歯の**剪断力**は**優れる**が，**臼磨力**は**劣る**．
- 排列位置はパウンドライン（Pound's line，図24-2）によって決定される．

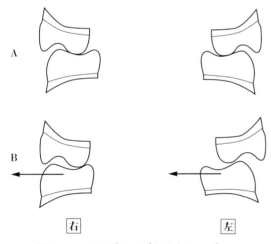

図24-1 リンガライズドオクルージョン
A. 中心咬合位：上顎舌側咬頭のみが下顎臼歯の中心窩に接触する．
B. 側方運動（右）：作業側上顎臼歯の舌側咬頭が下顎臼歯と接触滑走する．

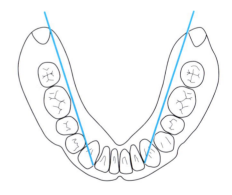

図24-2 パウンドライン
Poundは臼歯部人工歯は天然歯があった位置に排列すべきであると提唱し，本標示線を示した．このラインはレトロモラーパッドの内側縁と下顎犬歯近心隅角を結んだ線で，このラインを下顎臼歯部排列の舌側限界とし，これ以上，舌側へ排列すると舌房を侵害するとした．顎堤吸収の著しい患者にこの考え方を導入すると上顎臼歯は頬側寄りの排列になるので，リンガライズドオクルージョンをこの方法に応用することを推奨している．

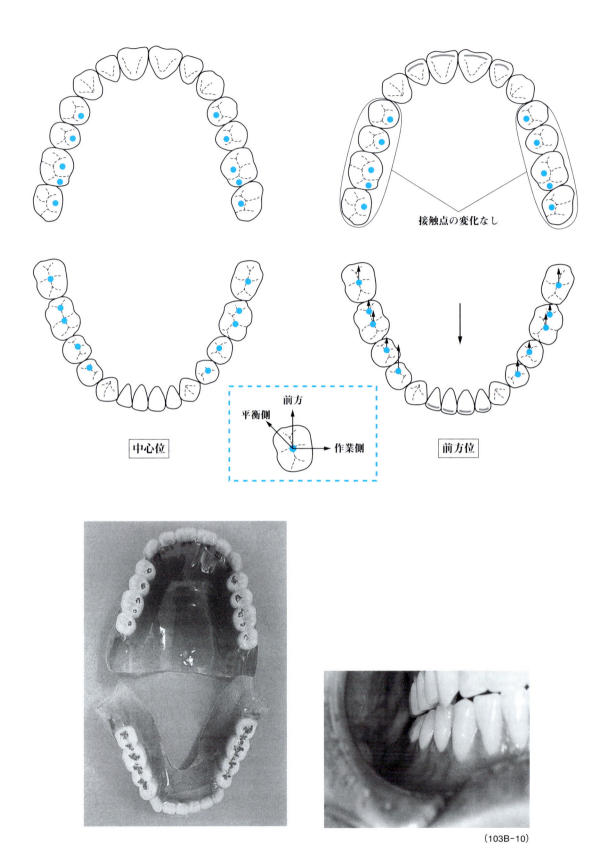

図24-3 リンガライズドオクルージョンの咬合

25 咬合をイメージする

　補綴を勉強するときに咬合がイメージできなければ，どの説明を読んでも理解できない．ここでは基本に戻って咬合について説明する．

1 機能咬頭と非機能咬頭（図25-1）
　① **機能咬頭**　　上顎：舌側咬頭，下顎：頰側咬頭
　② **非機能咬頭**　上顎：頰側咬頭，下顎：舌側咬頭

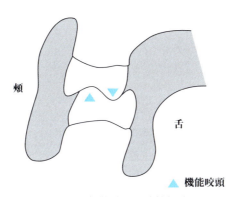

図25-1　機能咬頭と非機能咬頭

2 咬合（どこで咬むか）
- 1歯対2歯　咬頭対隆線の咬合　カスプトゥリッジ（cusp to ridge）
- 1歯対1歯　咬頭対窩の咬合　カスプトゥフォッサ（cusp to fossa）
- 天然歯：1歯対2歯
- 補綴装置：1歯対2歯または1歯対1歯

3 1歯対2歯からできあがる咬み合わせ方を考える（図25-2）
- 上顎より下顎のほうが歯の幅径が小さいから，はやく歯数が進む．
- **上顎**からみた**下顎**の歯：**近心**に位置する．
- **下顎**からみた**上顎**の歯：**遠心**に位置する．
- 臼歯での咬合
① 上顎の機能咬頭：下顎遠心辺縁隆線
② 下顎の機能咬頭：上顎近心辺縁隆線
- さらに大臼歯部では中央小窩が加わる．
① まず下顎に対して上顎の咬頭がどのように移動するかをイメージする．
② 次に側方面観を覚える（図25-3）．
③ 咬頭と溝の関係を覚える．

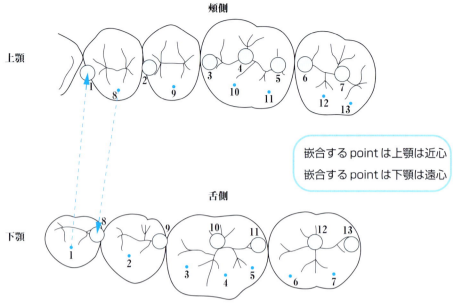

図25-2 人工歯（臼歯部）の咬合関係

●は咬頭，○は嵌合する部位を示す．咬頭の数字と嵌合する部位の数字で合わせる．上・下顎の嵌合する位置をよく確認してみよう．上顎は必ず近心側に嵌合するpointがあり，下顎は必ず遠心側に嵌合するpointがある．そして，大臼歯になると中央小窩が加わってくる．

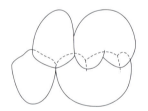

図25-3 側方面観を覚える

4 作業側と平衡側（図25-4）

- 側方運動で発生する
- 作業側──顎を動かした側
- 平衡側──顎を動かした反対側（非作業側）

1 作業側で歯の接触のイメージを確立

- 平衡咬合：同名咬頭同士（両側性・片側性ともに）が接触滑走する（無歯顎）．
- グループファンクション：上顎頰側咬頭に対して下顎の頰側咬頭のみが接触滑走する（有歯顎）．

2 平衡側で歯の接触のイメージを確立

- **接触する**のは**両側性平衡咬合のみ**（図25-5）
- 機能咬頭内斜面同士が接触滑走する：**平衡咬合小面**（図25-5）

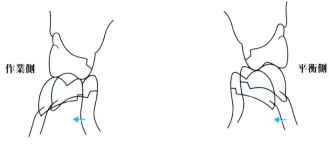

図25-4 作業側と平衡側

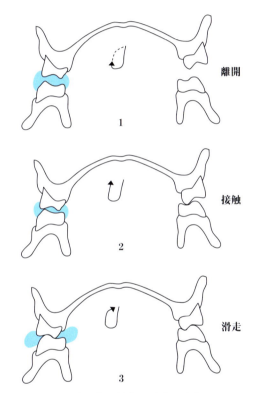

図25-5 咀嚼運動と義歯の咬合の実際
- 咀嚼側に**食物が存在**すると**平衡側は離開**する（このとき**片側性平衡咬合**が確立している必要がある）
- 咬みしめの進行とともに平衡側が接触する中心咬合位に収束する．

26 義歯の咬合のエラーによる症状

旧義歯の診査時に咬合の不備にしばしば遭遇する．十分に問診を行い，不備を把握するようにする．

咬合高径が高すぎる

① **面長**になる．
② **口がいっぱいになった感じ**がする．
③ **顔面筋の疲労**を訴える．
④ **咀嚼がしにくい**．
⑤ 会話時などに人工歯が衝突し**カチカチ音**をたてる．
⑥ **歯ぎしりやくいしばり**をする．
⑦ **顎堤全体**に**疼痛**を生じる．
⑧ **嘔吐反射**が惹起される．
⑨ **義歯の圧痕**が強く残る．
⑩ **鼻唇溝**が**消失**する．

咬合高径が低すぎる

① **顔面**が**短縮**された外観となる．
② 咀嚼時，発音時に**頰**や**舌**を**咬む**．
③ **咬合力**が**低下**する．
④ **顎関節症状**を訴えることがある．
⑤ **聴力の減退**，**耳鳴り**を訴えることがある．
⑥ **口角びらん**を呈する．

水平的中心咬合位が不正の場合

- 咬みしめる位置，習慣的な閉口位と義歯の咬頭嵌合位がずれていると，閉口のたびに咬頭斜面が衝突したのちに嵌合位に滑走することになる．このような衝突と滑走が起こると，
① 義歯に水平力が加わって，顎堤上を横揺れして移動するので，疼痛や潰瘍を生じる．
② 無意識に顎位を調節しようとするので，顎関節のストレスや筋肉のしこりを生じる．

27 義歯の安定と人工歯の関係

機能時の義歯を安定させるためには，歯を咬合接触させてバランスをとる平衡と，顎堤に対する人工歯の排列位置によってバランスをとる力学的な平衡がある．
① **両側性平衡咬合**：歯を**咬合接触**させて**バランス**をとる．
② **片側性平衡咬合**：顎堤に対する人工歯の**排列位置**によって**バランス**をとる．

義歯の安定を左右する要素

1 安　定

① 顎堤の**吸収が少なく**，**幅が広く**，**顎堤**と**人工歯咬合面**の**距離**が近ければ**力学的**に義歯は**安定**する．
② **顎堤が広く**，**人工歯咬合面の頰舌径が減少**するほど**力学的**に義歯は**安定**する．
- 咀嚼能率との関係を考え，積極的に調整すべき要素である．

③ 人工歯が**歯槽頂に対して舌側寄り**になるほど**力学的**に義歯は**安定**する．
- 舌側寄りの排列は安定に関しては好条件となるが，**舌房を狭くする**と患者の**苦痛も大きい**ことから慎重に考えなければならない．

④ リンガライズドオクルージョンを適応し，咬合力を舌側に向け安定させる．舌房も変化せず，合理的である．
⑤ 顎堤吸収が著しいとき，中心咬合位での安定性を高めるため0°人工歯を使い，mono plane occlusionにして対応する．
⑥ 義歯の型をdenture spaceに合わせる．neutral zone technique，flange techniqueで形を整える．

2 不 安 定

① 顎堤の**吸収が大きく**，**幅が狭く**，**顎堤**と**人工歯咬合面**の**距離**が遠ければ義歯は力学的に不安定になる．
② **顎堤が狭く**，**人工歯咬合面の頰舌径が増加**するほど義歯は力学的に不安定になる．
- 咀嚼能率との関係も考えなければならないが，安定をはかるには人工歯の**頰舌的な幅径は狭くするべき**である．

③ 人工歯が**歯槽頂に対して頰側寄り**に位置するほど義歯は力学的に**不安定**になる．
- 舌房を広くすると患者の苦痛は軽減するが，義歯の安定は失われる．

28 Hanauの咬合理論

咬合器上で両側性平衡咬合をつくり出すための要素，すなわち，どこで咬合しても歯が接触するように排列するために，

①**顆路**，②**切歯路**，③**咬合平面**，④**咬頭傾斜**，⑤**調節彎曲の程度**の5つを取り上げ，これらについて1つの要素が他の4要素とどのように関係するかを，それぞれ2つの要素の相互関係として説明した理論である．

1 顆路傾斜角が増加すると→Christensen現象増加
- 調節彎曲，咬合平面の傾斜度，咬頭の高さを増加させ，Christensen現象に対応
- 矢状切歯路傾斜角を減少させ，間隙増大を防止

2 調節彎曲が増加すると
- 咬合平面の傾斜度，咬頭の高さを減少させる．
- 矢状切歯路傾斜角を増加させる．

3 咬合平面の傾斜度の増加は
- 矢状切歯路傾斜角を増加させる．
- 咬頭の高さを減少させる．

4 矢状切歯路傾斜角の増加は→上下の臼歯が離開する
- 咬頭の高さを増加させ対応

図28-2で確認してみよう

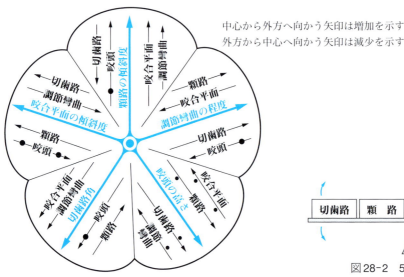

図28-1 Hanauの咬合理論における5要素
Hanauは両側性平衡咬合を咬合器上で成立させるためには，この図のように関連5要素が適正な組み合わせで取り入れられていなければならないとした（Hanau, 1922）．

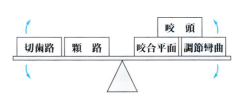

図28-2 5要素のバランス
顆路傾斜度の増加に対して，咬頭傾斜，咬合平面の傾き，調整彎曲をすべて大きくするという意味ではない．左右の2つと3つの要素のバランスを整えて**両側性平衡咬合**を確立しようとしたもの．

各論

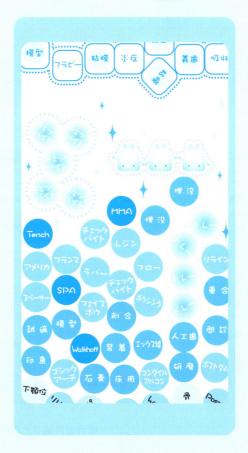

29 全部床義歯における治療の流れ

個々の項目について把握していても，それがどの時点で必要な事柄なのかがわからないと生きた知識にならない．治療の流れについてしっかり覚える．

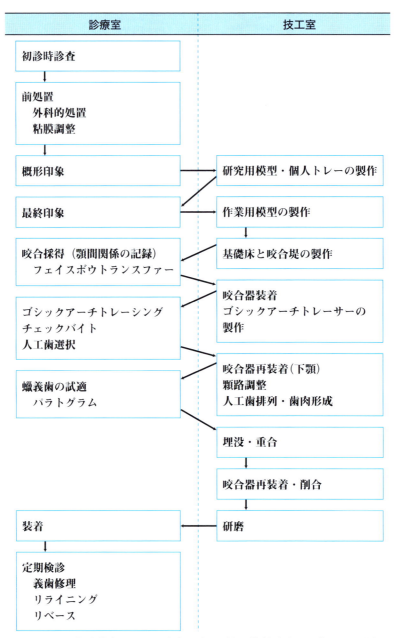

図29-1　全部床義歯における治療の流れ（半調節性咬合器を使った場合）

1 初診時診査

1 問診・視診・触診
- とくに顎堤については，
  ① 顎堤粘膜の被圧変位量，骨の鋭縁を調べる．
  ② 顎関節の触診
- 義歯については，適合・咬合に関する検査を行う．

2 エックス線検査
① 一般的に無歯顎の場合はパノラマエックス線撮影を行う．
② 骨の状態，骨内の埋伏歯や異物などを診査する．
③ 必要があれば顎関節についてもエックス線検査を行う．

3 そのほかの検査
- 咀嚼能率，顎運動，舌圧

2 前処置

1 外科的（観血）処置
- 必要があれば硬組織，軟組織の外科処置を行う．無歯顎患者は高齢者が多いため，観血処置はできるだけ避ける．

2 粘膜調整
- 義歯の床外形，床面積，咬合状態の改善をはかりながら粘膜調整を行う．

3 概形印象
- アルジネート印象材またはコンパウンド印象材で概形印象採得が行われる．
- 概形印象から研究用模型を製作し，診査・診断・設計および個人トレーの製作に用いる．

4 研究用模型の製作

1 模型診査
- 極端に上下顎の顎堤の大きさに差がある場合や，顎堤の対向関係が不自然に思われた場合，簡単な咬合採得によって模型を咬合器に付着し，顎の対向関係などを診査することが望ましい．

2 個人トレーの製作
- 個人トレーは最終的な精密印象を，どのような種類の印象法で採得するかによってその設計が異なる．

5 最終印象
- 全部床義歯の最終的な精密印象は，コンパウンドによる辺縁形成のあとに，流れのよい精密印象材で完成するのが通法である．
  ① 個人トレーの試適

② 辺縁形成（筋圧形成）
③ 最終印象（上塗り・仕上げ印象）

6 作業用模型の製作

- 義歯製作の技工操作を行うので強度を必要とする．
① ボクシングを行って，印象辺縁を正確に作業用模型に写す．
② 模型基底面に溝をつくり，スプリットキャストとする．
③ ブロックアウト，リリーフ，ポストダムなどの処理を行う（ポストダムはあとで行ってもよい）．

7 基礎床と咬合堤の製作

8 咬合採得（顎間関係の記録）

- 一般的には中心位での顎間関係の記録を咬合採得という．
① 顔貌の修復程度の決定
② 仮想咬合平面の設定
③ 上下的顎間関係の決定
④ 水平的顎間関係の決定（ゴシックアーチを行うときは仮の中心位）
- 使用する咬合器によってフェイスボウトランスファーを行う．
 平均値咬合器：使用しない．
 半調節性咬合器：フェイスボウを用いる．
 全調節性咬合器：パントグラフを用いる．

1 ゴシックアーチ描記

- 水平的顎間関係を記録したゴシックアーチ描記を利用して下顎運動記録を採得することもできる（ゴシックアーチに関しては使用する咬合器に左右されない）．

2 咬合器の選択

- 患者のもつ条件を考慮して，平均値咬合器か調節性咬合器を選択する．
① 全部床義歯の製作には半調節性咬合器を用いることが多い．
② 調節性咬合器を用いる場合は，フェイスボウを用いて模型を咬合器に装着する．

3 チェックバイトによる顆路の調節（前方・側方チェックバイト）

- 半調節性咬合器を用いる場合は，一般にChristensen現象を利用したチェックバイト法で下顎運動を記録する．

4 人工歯の選択

- 人工歯排列を行うべく人工歯の選択（色・形態・大きさ）を行う．

9 人工歯排列

- 前歯部では審美性を，臼歯部では機能性を重視して排列する．

1 前歯部
① 前歯部は患者の顔貌に調和した自然感のある排列が望ましい．
② 矢状切歯路傾斜角は術者が任意に与えることができる．

2 臼歯部
① 両側性平衡咬合が保たれるように排列する．
② 臼歯部では**歯槽頂間線法則**に従って排列する（今日では参考程度）．
③ 舌，唇，頬などの軟組織の運動を阻害しない**筋圧中立帯（ニュートラルゾーン）**に排列する．
④ パウンドラインを参考に排列する．

10 歯肉形成
- 義歯を取り巻く**筋肉の動き**と**調和**する形態を付与する．

11 蠟義歯の試適
- 人工歯排列，歯肉形成の終わった蠟義歯を口腔内に試適する．
① 適合性，床外形を調べる．
② 咬合関係，審美性，発音などについて検討する（**発音試験：パラトグラム**）．
③ 不都合なものがあれば修正する．
④ フラスク埋没前に**Tenchの歯型**を採得する（スプリットキャストを行わないとき）．

12 埋　没
- 蠟義歯のワックス部分をレジンに置き換えるための操作
- フラスクは使用するレジンや重合法によって形態や材質が異なる．

13 重　合
- 加熱重合法，流し込み重合法，射出成形法がある．
- 加熱重合法には**温熱法**，**乾熱法**，**マイクロ波法**がある．

14 咬合器再装着（リマウント）
- 重合ひずみによる咬合の不調を修正するために，重合が完了した義歯を咬合器に再装着し，咬合調整する．
- **再装着**には，
① **Tenchの歯型法**：蠟義歯試適後，咬合器の咬合平面板上に石膏で上顎の蠟義歯の歯型を印象する．重合後，患者をよび，上下義歯の咬み合わせ（中心咬合位）をワックスで採得し，上顎は歯型で位置を決め，下顎は採得したワックスチェックバイトで装着する．
② **スプリットキャスト法**：上下模型基底面に溝を掘り，重合後，模型をそのまま

咬合器にマウントする．非常に合理的な方法．

15 削　　合
① 削合には**選択削合**と**自動削合**がある．
② 中心咬合位を調整したのち，偏心位での平衡咬合を得るために人工歯を削合する．
③ 削合によって咬合小面を形成する．

16 研　　磨
① レジン床の研磨面を研磨によって滑沢にする．
② 粘膜面の研磨は，硬毛ブラシで研磨する程度に抑える．
③ 人工歯については食物の遁路を形成し，咬合調整による鋭縁を滑らかに仕上げる．

17 装　　着
① 口腔内に装着し，適合性，床縁，維持などを点検する．
② 咬合関係，安定性，発音，審美性などを点検する．
③ 患者に義歯の取り扱い，口腔内と義歯の清掃法，疼痛が生じたときの注意などを説明する．

18 定期検診
① 新義歯に対する患者の順応を観察するために，1〜3日後に第1回目の経過観察を行う．以後，装着後1週間，2週間，1か月程度で観察する．
② 定期検査は6か月に1回程度行う．
③ 必要に応じて義歯の調整，修理，リライン，口腔と義歯の清掃指導を行う．
● 抜歯後の期間によって吸収量が異なるので，抜歯後，早期に補綴装置を装着した際には比較的はやくリラインする必要が生じる（p.16, 図7-1, 2参照）．

30 粘膜調整

　粘膜調整とは徐硬化性の調整材を用いて，床下粘膜に発生した圧痕，浮腫，肥厚，増殖などの病的状態を改善するために行う．
　成功の要は，適切な床外形と適切な咬合である．

再製作か調整かの診断

- 疼痛の発生原因は義歯の不適合や咬合の不調和である．
- いろいろな観点からその状態を客観的に判断し，この時点で再製作か調整のみで済ませるかを判断する．

1 診　査

1 適合の問題なのか
- 適合試験材の使用，検査時には片顎ずつ行い，咬合させない．
（咬合させると，咬合＋適合の両因子を含んだ検査となる）

2 床外形の問題なのか
- 義歯自体の維持力を判定するため種々の運動を行わせ，床外形の適否を判断する．

3 咬合の問題なのか
- 中心咬合位，偏心位の咬合診査を行う．

4 被圧変位性の問題なのか
- 咬合させ適合試験を行う．

2 具体的には

1 咬合の問題の場合
- 咬合調整を行う．
- 調整の範囲を超えたときは，咬合面の再構成
  ① 義歯の新製
  ② 人工歯の置換（床の適合に問題がない場合）

2 適合の問題の場合
- 床粘膜面の調整→リライン
  ① 直接法
  ② 間接法：印象採得，粘膜調整

3 咬合と適合の問題の場合
- 義歯の新製

粘膜調整

- 粘膜調整は，義歯を再製作をするため顎堤粘膜を整えたり，間接法リラインを目的としたダイナミック印象を行うために行われる．

1 目 的
① 床下粘膜に発生した**圧痕**，**浮腫**，**肥厚**，**増殖**などの病的状態を**改善**する．
② 義歯床の適合度を改善し，床下組織に均等に圧を配分する．
③ 床下組織に**適度**の**刺激**を与える（**フラビーガム**への対処）．

2 手 順
① 床外形の診査のあと，短ければ義歯の上からオーバーインプレションして模型をつくり，**床を拡大**する．
② **咬合調整**，または**咬合面再構成**を行う．
③ 粘膜調整材のスペースの確保とレジンの新鮮面を出すため，**床粘膜面を一層削除**する．
④ 粘膜調整材を粘膜面に塗布し，口腔内に装着する．
⑤ 機能的な運動を行わせたのち，**床の露出部を削除**する．
⑥ 削除部および不足部に粘膜調整材を追加する．
⑦ **交換**のため**1〜2週間**で必ず来院させる．

- 硬くなるのは重合されるためではなく，**ゲル化**していた**粘膜調整材の劣化**である．劣化すると面が粗造になり，細菌のコロニーを形成し，炎症を誘発させる．

⑧ 床の過圧部を削除し，粘膜調整材を追加または更新する．
　これを繰り返し，最終的には，
⑨ 床用レジンによる**リライン**，または**新義歯を製作**する．

注意！！
粘膜面の調整 ≠ 粘膜調整
粘膜面の調整は，粘膜面の適合やあたりを調整すること．粘膜調整ではないので注意．

ポイント
粘膜調整 → リライン
　　　　 → 新義歯製作

31 印象採得（印象材の分類）

印象を行うには印象材の適切な性質を把握する必要がある．まず印象材の分類をしながら知識を整理しよう．

印象材の性質

1 硬化後の特性
① 弾性印象材：硬化後弾性を示すもの
② 非弾性印象材：硬化後弾性を示さないもの

2 状態変化の可逆性の有無
- 熱可塑性：熱を加えると形を変えることが可能になること（可逆性）

3 弾性ひずみ
- 変形に対する柔軟さを示している．
  ▶ **ひずみ＝変形**とすれば，弾性変形能力＝弾性ひずみの大きさ

4 永久ひずみ
- 印象に加わる力を解除したときに残る変形

5 フロー
- 一定の力を加えたときの流れやすさ
  ▶ この印象材は**フローが大きい＝流れのよい**印象材

6 ぬれ
- 印象材の被印象面（支台歯，粘膜）に対する**なじみやすさ**，被印象面と接触する性質

印象材の歯科材料学的分類

1 非弾性印象材
- コンパウンド印象材，酸化亜鉛ユージノールペースト印象材，石膏印象材

2 弾性印象材
- アルジネート印象材，ラバー系印象材，アクリル系印象材

個々の印象材の特性

1 コンパウンド印象材

- 中性と軟性（軟化温度や流動性が異なる）があるが，無歯顎の概形印象採得には中性を用いる．
- 天然樹脂を主成分とする**熱可塑性印象材**である．

> **熱可塑性**：熱を加えると形を変えることができる性質（ほかにワックス，MMAレジン）

1 長　所
① **熱可塑性**なので何回も**軟化**させることができる．
② 加圧印象，辺縁形成（筋圧形成）が可能である．
③ ある程度の不足部分の追加，削除が可能である．

2 短　所
① 精度が低い．
② 流動性が低いので加圧印象となる．
③ 弾性がない．

3 臨床での使い分け
① **概形印象**として**ブリタニアントレー**に盛り上げて使う．
② 精度の点からモデリング**単一印象**は，現在，あまり行われていない．
③ 個人トレーの辺縁の**筋圧形成**に用い，内面は**精度のよい印象材で上塗り印象**を行う．

2 アルジネート印象材

- **水性コロイド印象材**．可溶性アルギン酸ナトリウムが金属イオンによってゲル化することを利用した印象材
- 結合剤に石膏を含む．乾燥に伴う**収縮**，吸水による膨潤を起こすため**寸法安定性は優れない**が，安価で操作性がよいため，無歯顎や有歯顎を問わず**概形印象**に用いられる．
- **離漿**による模型面の**表面あれを防ぐ**ため，**固定液に浸漬**する．

1 長　所
① **流動性**がよいので無圧印象が可能である．
② 弾性に優れている．
③ **安価**である．

2 短　所
① 加圧印象ができない．
② 硬化後の寸法安定性に劣る．

3 臨床での使い分け
- **概形印象**として**網トレー**などに盛り上げて使う．
- 寸法安定性の点から，一般的に精密印象には用いない．
- 顎義歯の**最終印象**に用いることがある．

＜ラバー系印象材 (3〜5)＞

3 ポリサルファイドラバー（チオコールラバー）印象材

- SH基をもつポリサルファイドラバーである．ポリサルファイドは触媒である過酸化鉛によって脱水縮合して硬化する．

1 長所
① 寸法精度が優れている．
② 弾性に優れている．
③ 流動性がよい．
④ 加圧印象および無圧印象が可能である．

2 短所
① 硬化時間が長い．
② 弾性回復が遅い．
③ ゴム臭がある．

3 臨床での使い分け
- 個人トレーを用いモデリングコンパウンドで筋圧形成を行ったのち，**内面の上塗り印象**に用いる．
- **硬化が遅いことが欠点**であるが，逆に操作時間が長いところを好ましいとして使う人もいる．
- 弾性回復が遅いので，**口腔内撤去直後に石膏を注がないように注意する**．
- 副生成物として水分が蒸発するためラバー系印象材のなかでは大きな収縮を示す．
- シリコーンラバー印象材に置き換わられ，近年では使用が少なくなってきた．

4 シリコーンラバー印象材

- **縮合型**と**付加型**が存在する．
- 付加型は別名ビニルシリコーンラバー印象材ともよばれる．

■縮合型の硬化機構
- ジメチルポリシロキサンを触媒によって多官能アルキルシリケートと脱水縮合反応を起こし三次元網目構造をつくる．
- 縮合反応による**副生成物**として**エチルアルコール**が生成される．

■付加型の硬化機構
- ハイドロメチルポリシロキサンを触媒によってビニルポリシロキサンと反応させて三次元網目構造をつくらせる．
- 付加反応による反応副生成物の生成はない．
- 縮合型よりも**付加型のほうが精度がよい**．

> 縮むか？………副生成物・有
> もらうか？……副生成物・無

1 長所
① 寸法**精度**が**優れている**．
② 印象面が滑沢である．

③ 弾性に優れている．
④ **加圧印象**および**無圧印象**が可能である．
⑤ **硬化がシャープ**である．
⑥ 味やにおいがない．

2 短　所
① 無歯顎に用いるには若干操作時間が短い．
② 高価である．

3 臨床での使い分け
- 個人トレーを用いモデリングコンパウンドにて筋圧形成を行ったのち，**内面の上塗り印象**に用いる．
- **硬化がシャープ**であり，**操作性は良好**である．
- 疎水性で唾液に関して非常にシビアであったが，親水性のものも多く発売されるようになった．

5 ポリエーテルラバー印象材
- 弾性ひずみが小さい（硬い）ため，アンダーカットの大きな場合や動揺の大きな歯の印象には不向きであり，臨床では咬合採得用として使用する以外はほとんど使われなくなった．しかし最近，弾性をコントロールした印象材が現れはじめた．

6 酸化亜鉛ユージノールペースト印象材
- 酸化亜鉛にユージノール（ロジンを含む）を混和させ硬化させている．硬化後に弾性を示さない．**無歯顎の精密印象**，インターオクルーザルレコードの採得に用いられる．

1 長　所
① **流動性**が優れている．
② **寸法精度**がよい．
③ **無圧印象**が可能である．
④ 追加して，盛り足すことが可能である．

2 短　所
① 口腔粘膜に**刺激**がある．
② 単独では**辺縁形成ができない**．
③ 弾性がない．

3 臨床での使い分け
- 個人トレーを用い，モデリングコンパウンドで筋圧形成を行ったのち，**内面の上塗り印象**に用いる．
- **硬化がシャープ**である．
- **粘膜に対して刺激が強い**．
- 口元が汚れる点で操作性が悪い．
- とくに**無圧印象**を行うときに用いる．

- 水分の存在により硬化が進むので，適度に水分を加えることにより硬化が促進される．

7 石膏印象材

- 印象用石膏は，普通石膏に硬化時間と硬化膨張の調整材を加えたもの
- 無歯顎の印象採得用としては流れもよく高精度である．
- ゴシックアーチでの石膏コア（チェックバイト）採得に用いられる．

1 長　所
① 流動性がよく**無圧印象**の採得が可能である．

2 短　所
① **模型材**との**分離が困難**である．
② 単独では**辺縁形成できない**．
③ **弾性がない**．

3 臨床での使い分け
- 個人トレーを用いモデリングコンパウンドにて筋圧形成を行ったのち，内面の上塗り印象に用いる．
- とくに**無圧印象**を行うときに用いる．

8 アクリル系印象材

- 本来，粘膜調整材としてつくられたアクリル系印象材は，**ポリエチルメタクリレート（PEMA）**に**芳香族エステル**と**エチルアルコール**の混合物を混和して**ゲル化**したものである．
- 口腔内で長時間にわたって流動性，弾力性を保ち，徐々に硬化していくので，義歯床下粘膜の動的な形態を記録できる．
- **機能印象材**あるいは**ダイナミック印象材**ともよばれる．

1 長　所
① 長時間にわたり流動性を保ち，粘膜の**動的**な**状態を記録**できる．
② 過圧部，辺縁の過長部，過短部などの修正をしながら印象を完成できる．
③ 弾力性がある．

2 短　所
① 印象の完成までに時間がかかる．
② 床縁，咬合関係がある程度整った義歯が必要である．
③ 導入は簡単であるが，印象が確実にとれているかを見極めるには経験が必要である．

3 臨床での使い分け
- 義歯に加わる力と印象圧の方向が容易に一致すること，機能時の印象圧を受けて印象面ができあがることから，多くの臨床家が行っている方法である．
- 基本的に**義歯の形態や咬合が適正に調整**されている必要がある．

印象材の選択

- 印象材のもつ流動性，ぬれ，硬化などの性質は印象材によって異なるので，操作性，寸法精度が異なってくる．
- したがって，目的に応じた印象材を選び，単独，あるいは**2種類以上の印象材を組み合わせて用いる**．

1 単一印象
- 1種類の印象材を用いて採得する印象

2 連合印象
- 2種類以上の印象材を併用して採得する印象
- wash impression technique
  印象採得において，微圧下で印象材を行き渡らせ，印象圧による顎堤粘膜の変形をできるだけ小さくして細部の精密な形態を再現する印象法．連合印象の1つ．

32 印象採得（印象の分類）

補綴を行う対象部位の陰型を印象材にて採得することを印象採得という．まず印象の方法を分類しながら知識を整理しよう．

目的による分類

1 概形印象（予備印象または一次印象）

1 目 的
① 研究用模型をつくる．

■ 研究用模型で確認すること
- 顎堤のアンダーカット（サベイヤーを用いて）
- 上下顎堤の対向関係
- 不規則な顎堤
- 顎骨に存在する骨隆起の有無
- 前処置の必要性
- 義歯に与える咬合

② 得られた模型上で個人トレーをつくる．
- 無歯顎の概形印象にはアルジネート印象材が多用される．
- モデリングコンパウンドを用いて印象することもある．

2 最終印象（精密印象）

1 目 的
- 義歯を製作するために使用する作業用模型をつくる．

2 手 順
① 個人トレーの試適
② 筋圧形成を行う．
③ 精度のよい印象材を用いて上塗り印象を行う．

印象圧による分類

- 印象材で口腔内の型を採る際に，印象材を粘膜に押しつける力や方法によって分類されている．
- 現在では，無圧印象，加圧印象を単独で行うことは少なく，選択的加圧印象（p.89参照）が一般的に行われている．

1 無圧印象（粘膜静態印象・解剖学的印象）

■ 顎堤粘膜を圧迫しない状態で印象する方法

① 印象用石膏，酸化亜鉛ユージノールなどの**流動性の高い印象材を用いる**．
② 個人トレーをつくるとき，ワックスによる**スペーサーで印象材の流動路間隙を広くする**．
③ **溢出孔を設ける必要がある**（図32-1）．
④ **フラビーガムが存在するときに用いる**．

- 無圧印象でつくられた義歯は，**安静時にとくに維持がよい**．

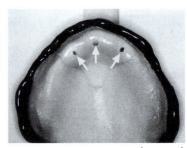

図32-1 溢出孔

2 加圧印象（筋圧形成・機能印象）

- 義歯の機能時に義歯床下粘膜に咬合圧をできるだけ均等に負担させるために，被圧変位量に応じた力で加圧し口腔内の状態を印象する方法．
- この印象から得た義歯は**機能を営んでいるときの安定がよい**．

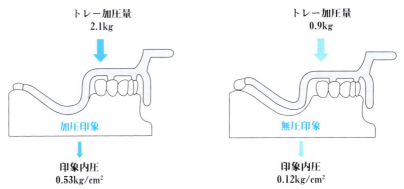

図32-2 加圧印象・無圧印象における印象内圧（五十嵐，1988）
（藍 稔，五十嵐順正 編：スタンダードパーシャルデンチャー補綴学，学建書院，2016）

33 印象採得（加圧印象）

加圧印象とは

- 圧を加えて床下粘膜に**圧縮変形および歪みを起こした状態**を印象する．
- 義歯に咬合圧が加わり，圧迫され変形した状態を想定し，印象時の印象圧を利用して記録する方法
- この方法でつくられた義歯は**機能を営んでいるときの義歯の安定がよい**．
- 加圧するには，
  ① **流動性の低い印象材**を用いる．
  ② 個人トレーをつくるときに**スペーサー，溢出孔を設けない**．

加圧印象の方法（図33-1）

1 選択的加圧印象法

- **加圧印象と無圧印象を組み合わせた方法**（合理的で最も理にかなった方法）
- 個人トレー製作時に**スペーサー**や**溢出孔**を設けることで圧力がコントロールできる．
- 部分的に個人トレー内面のリリーフまたはスペーサーを設けて個人トレーをつくり印象採得する（図33-2, 3）．

■ スペーサーとして用いられるワックス
① パラフィンワックス：最も多く用いられるワックス．ワックスの厚さの規定はないがおおよそ1.5mmの厚さを有する．
② シートワックス：材料自体はパラフィンであるが，厚さがゲージごとに定まっている．正確に厚さを決定したいとき（ワックスアップやリリーフ）に用いる．

2 手圧印象

- **術者の手圧**による印象（最も一般的な印象）
- 実際の義歯による**咬合圧の加わる方向と力が印象時のそれと一致しにくい**．

3 咬合圧印象（咬座印象）

- 通法に従って最終印象採得まで行い，**蠟義歯，治療用義歯を用いて再度印象採得**を行う方法．
- ともに最終補綴装置に加わる**咬合力の方向と印象時の加圧方向が一致する**．
- 吸着力も高く安定もよい．各部位の非圧変位量のコントロールは難しい．

4 機能圧印象（ダイナミック印象）

- 粘膜調整材を用いて印象採得する方法
- 適切な床外形をもった仮義歯を調整することが成功の要となる．
- 数回に分けて印象が採れ，非圧変位量の差を調整できる．

加圧部位

1 加圧できる部位

① 健康で条件のよい顎堤
② 頰棚
③ 上顎の軟口蓋境界部の後堤法を施す部位

2 圧を負担させない部位

① 切歯乳頭部，口蓋隆起部，オトガイ孔部
② 歯槽骨の吸収が不規則で，狭く弱い歯槽頂部
③ 鋭利で尖った歯槽骨堤部
④ 病的で軟弱な軟組織（フラビーガム）が存在する部位

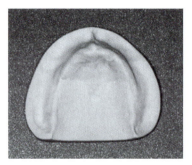 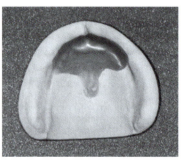 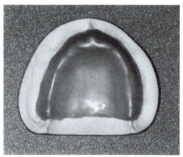

　　加圧印象　　　　　　選択的加圧印象　　　　　　無圧印象

(105B-48)

図33-1　印象圧のコントロールのためのスペーサーの置き方

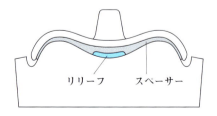 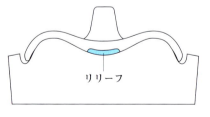

印象圧は減少する　　　　　　　　印象圧が増加する

図33-2　リリーフとワックスによるスペーサーを設けた個人トレー

図33-3　リリーフのみでスペーサーを設けない個人トレー

34 印象採得（筋圧形成）

筋圧形成

1 目 的
① 可動部分の運動範囲を印記する．
② 義歯床縁の形態をつくる．
③ 義歯の辺縁封鎖性を高める．
④ 義歯床の外表面の形態をつくる．

> 筋圧形成は流動性の低いモデリングコンパウンドを用いるが，適度に加熱し流動性をコントロールしているので，意図的に加圧印象を行っているのではない．

2 筋圧形成に用いる印象材
① モデリングコンパウンド
② アクリル系印象材（ダイナミック印象材）

筋圧形成を行うにあたって行われる運動

1 上 顎

1 頰側臼歯部床縁と翼突上顎切痕
① 頰側臼歯部床縁は**大きく開口**すると**筋突起**の影響から幅が**狭くなり**，側方**運動**時の平衡側では**最も狭くなる**．
- ■ 辺縁形成 ── 軽く開口して下顎を前突させ**側方運動**を行わせる．

② 翼突上顎切痕の後ろには**翼突下顎縫線**があり，大きく**開口**すると**緊張**する．
- ■ 辺縁形成 ── **大きく開口**させる．

2 頰側床縁
- 頰小帯から頰骨下稜（上顎骨頰骨突起）の間で，**頰筋**の起始がある．
- ■ 辺縁形成 ── **頰の吸引**を行う．

3 唇側床縁
- 頰小帯までの口腔前庭部で，**口輪筋**の起始がある．
- ■ 辺縁形成 ── **上唇の下制**または**口唇の吸引**を行う．

4 上唇小帯
- ■ 辺縁形成 ── 術者が上唇正中部を**前方に牽引**した状態で**左右に動かす**．

5 頰小帯
- ■ 辺縁形成 ── 術者が**口角を前下方に牽引**した状態で**前後に動かす**．

2 下　　顎

1 舌側前歯部
- 後部に**顎舌骨筋線**があり，正中部には**オトガイ棘**（オトガイ舌筋の起始）がある．
  - ■ 辺縁形成 ── 嚥下，舌の挙上，舌の前突，舌尖で左右の口角をなめる．

2 舌側臼歯部と後顎舌骨筋窩
- 顎舌骨筋線があり，後顎舌骨筋窩の後壁である後顎舌骨筋膜は上咽頭収縮筋によって裏装される．
- この部位は**歯槽堤の吸収**が著しい場合，下顎義歯の側方移動に抵抗できる．
  - ■ 辺縁形成 ── 嚥下，舌の前突，舌尖による反対側の**口角**ないし**頰粘膜**への接触，舌のマッサージを行う．

3 頰側臼歯部とレトロモラーパッド
① 咬筋の下顎骨付着部の前縁からレトロモラーパッドの後縁舌側部にいたる区域
　咬筋切痕：咬筋が収縮して頰筋を内側へ圧迫し，頰側遠心域の粘膜に隆起が生じる．

② レトロモラーパッド
  - ■ 辺縁形成 ── **レトロモラーパッド**では閉口させる．
    頰側床縁の遠心は，術者が両側臼歯部に下方への**圧を加えながら閉口**させる（咬筋を収縮させる）．

4 頰側床縁
- 頰小帯と咬筋の下顎骨付着部前縁との間で，**頰筋**の起始がある．
  頰側棚：歯槽頂から外斜線にいたる範囲で**支持能力**の最も**大きな**領域
  - ■ 辺縁形成 ── **頰の吸引**，マッサージを行う．

5 唇側床縁
- 下唇小帯と頰小帯との間で，**オトガイ筋**と**口輪筋**の起始がある．
  - ■ 辺縁形成 ── **下唇の挙上**または**口唇の吸引**を行う．

6 下唇小帯
  - ■ 辺縁形成 ── とくに行わない．

7 頰小帯
  - ■ 辺縁形成 ── 術者が**口角を前下方に牽引**した状態で**前後に動かす**．

8 舌小帯
  - ■ 辺縁形成 ── 嚥下，舌の挙上，舌の前突，舌尖で左右の口角をなめる．

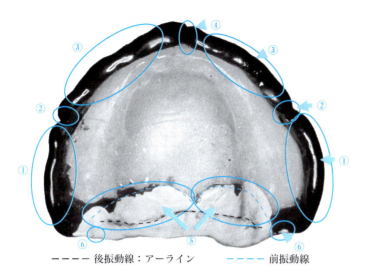

上顎

① 頰側臼歯部床縁
　下顎を左右に運動，大きく開口させる
　→筋突起の動き
　唇をすぼめる（ストローを吸うようにさせる）
　→頰筋の動き
② 頰小帯部
　口角を広げる，すぼめる運動をさせる
③ 唇側床縁
　上口唇を下方に伸ばさせる
　術者が上口唇の外表を軽くマッサージする
④ 上唇小帯部
　上口唇を下方に伸ばさせる
　術者が上口唇を下方と左右に引っ張る

- - - - - 後振動線：アーライン　　- - - - - 前振動線

⑤ ポストダム部
　トレー本体の内部の口蓋後縁封鎖域にコンパウンドを盛り，圧接する
　トレーを下方に引きながら「アー」と発音させたときに吸着するようコンパウンド量を調整する
　外表面を軟化し，嚥下動作をさせる　→舌根部で圧接され，平坦に後方に延びる
　　後端は，アーラインの後方まで延ばす
⑥ ハミュラーノッチ部
　開口，および頭を前傾して舌を前方に突出させる
　→翼突下顎ヒダが緊張し，狭い陥凹が形成される

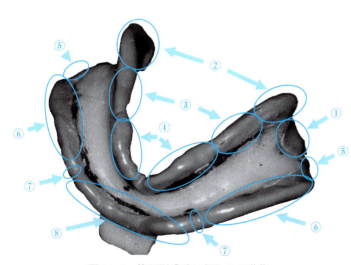

下顎

① レトロモラーパッド
　咬み締め
② 顎舌骨筋後方窩
　嚥下動作→舌の前突
③ 顎舌骨筋線部
　反対側の頰粘膜を舌尖で押させる
④ 舌下半月部
　舌尖で上口唇を左右になめさせる
　舌小帯部：舌の前突，左右運動
⑤ 咬筋切痕
　咬み締めさせる
⑥ 頰棚
　口唇をすぼめる，指を吸わせる
⑦ 頰小帯
　術者が指で頰を持って前後に動かす
⑧ 唇側床縁
　閉口→口唇を運動させる
　　下口唇は弛緩するので辺縁は延長
　開口→下口唇が緊張→辺縁は短くなる

図34-1　筋圧形成時に行わせる動作
（山縣健佑，黒岩昭弘：図説無歯顎補綴学，学建書院，2004より改変）

35 印象採得後の操作

印象採得が終了したら，以下の操作を行う．

1 印象のボクシング
- 得られた精密印象に対してボクシング（外枠）を施す（図35-1, 2）．
- 印象辺縁の再現を目的とする．

2 石膏の注入
- ボクシングを施した精密印象に超硬石膏を注入する．
- 石膏の硬化後，ボクシングを除去して模型を印象から分離する．

3 トリミング
- 模型辺縁や側面の余剰部をトリミングして作業用模型を完成する．

4 スプリットキャスト（図35-3）
- 模型基底面にグルーブを形成し，模型を咬合器に着脱できるようにしたもの
- ■ スプリットキャスト法を用いるとき
- 削合に伴う咬合器再装着
- スロット型半調節性咬合器の顆路調整時

5 模型の調整

1 正中線の記入
- 咬合床の製作のため上下顎の作業用模型上に正中線を記入する．

① 上　顎
- 上唇小帯，切歯乳頭，正中口蓋縫線の両側にある口蓋小窩を結ぶ線の中点
- 後方の正中点が不明な場合は，両側の上顎結節の頂点を結ぶ線の中点を用いて仮の正中線を決定する．

② 下　顎
- 下唇小帯，舌小帯，両側の臼後隆起の頂点を結ぶ線の中点
- 前方の正中点が不明な場合は，両側の臼後隆起の頂点を結ぶ線の垂直二等分線を仮の正中線とする．

2 歯槽頂線の記入

- 歯槽頂線は咬合堤の形成および人工歯の排列に際して重要な基準となるので，作業用模型上に歯槽頂線を記入する．

① 上　顎
- 前歯部：正中部歯槽頂と犬歯部歯槽頂とを結ぶ直線
- 臼歯部：犬歯部歯槽頂と上顎結節の頂点とを結ぶ直線

② 下　顎
- 前歯部：正中部歯槽頂と犬歯部歯槽頂とを結ぶ直線
- 臼歯部：犬歯部歯槽頂と臼後隆起の中央とを結ぶ直線

3 リリーフ（緩衝）(p.98参照)

- 口腔内診査の結果，緩衝腔の設置が必要と認められた場合には，緩衝部位ならびにその範囲と程度を決定し，作業用模型に軟性金属板などを貼って緩衝腔を形成するためにリリーフを行う．

4 後堤法（ポストダム）の準備 (p.99参照)

- 作業用模型上の該当部分を削除する．

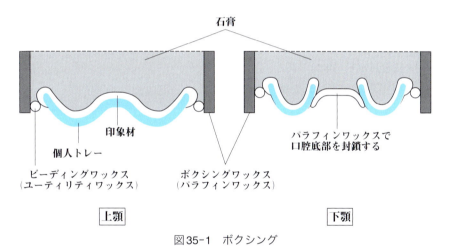

図35-1　ボクシング

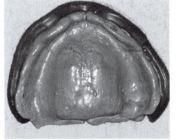 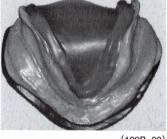 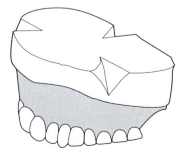

図35-2　ボクシング

図35-3　スプリットキャスト　模型基底面にくさびを付与する．

36 咬合床の製作

咬合床は基礎床と蠟堤からなり，基礎床は常温重合レジンによって製作され，蠟堤の部分はパラフィンワックスによって製作される．

咬合床の寸法 (図36-1, 2)

1 上顎前歯部
- 切歯乳頭中央より10mm前方
- 床辺縁より22mmの高さ

2 上顎臼歯部
- 床辺縁より18mmの高さ

3 下顎前歯部
- 床辺縁より18mmの高さ

4 下顎臼歯
- 臼後パッドの半分の高さ

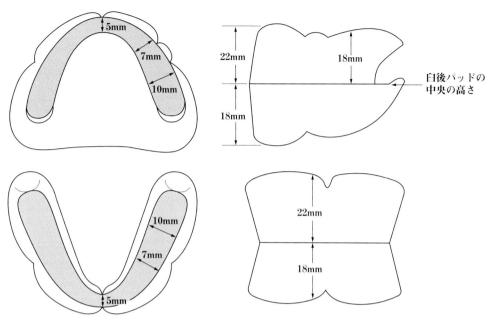

図36-1 咬合床の寸法

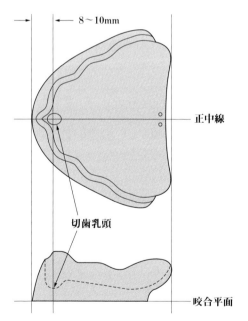

図36-2 切歯乳頭と咬合堤中切歯切縁部との関係

37 リリーフ（緩衝）

維持のことから考えても義歯床粘膜面と顎堤粘膜の適合は緊密であるほうがよいが，場所によってはあたりを弱くしないと疼痛を訴えることがある．その部分をリリーフすると義歯は快適に使用できるようになる．

対象となる部位は**神経の開口部**，**顎堤粘膜の菲薄**なところである．

目 的

① 義歯床下**粘膜の保護**
② **疼痛**発現の**防止**
③ 義歯**不安定の防止**
④ 義歯**破折の防止**
⑤ 神経・血管**圧迫の防止**

緩衝すべき部位

① 鋭い顎堤頂
② フラビーガム
③ 骨隆起
④ 口蓋隆起，口蓋縫線
⑤ オトガイ孔，切歯孔部
⑥ 下顎の**外斜線**，**内斜線**
⑦ 顎舌骨筋線

緩衝の方法

1 模型上で行う方法
模型上の緩衝部位に錫箔，鉛板，絆創膏などを貼る．

2 義歯で行う方法
義歯床内面の緩衝部位に相当する部分を一層削りとる．

38 後堤法（ポストダム）

義歯の封鎖性を高める**補助的維持法**の1つで，**上顎義歯に設ける**．

目 的

- **全部床義歯の補助的維持法**である．
- 義歯後縁の封鎖性を高め，**陰圧**を利用した維持法の1つである．
- はじめから新製義歯に付与する場合と，長期間使用して適合不良になった義歯の対処法として付与する場合がある．

場 所

- **上顎**義歯床の**後縁**に付与する．
- 具体的には翼突上顎切痕および口蓋小窩が基準となる．

方 法（作業用模型完成時からレジン塡入前まで）

- 作業用**模型**の該当領域を**トリミング**する．
- 該当領域を選択的に**加圧印象**する．
- 完成した義歯の**該当部**に常温重合**レジン**を**盛**る．

寸 法（図38-1）

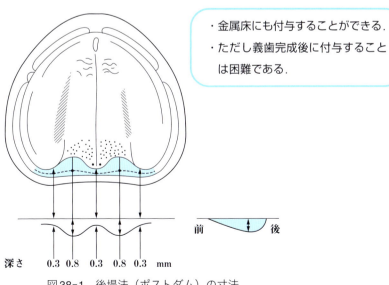

・金属床にも付与することができる．
・ただし義歯完成後に付与することは困難である．

図38-1　後堤法（ポストダム）の寸法

39 咬合採得（顎間関係記録）

咬合採得の骨組み

① 顔貌の修復程度の決定
　　（咬合床の外形の決定・上唇下縁の位置決定）
② 仮想咬合平面の決定
　　（上顎咬合床の高さの決定）
③ 咬合高径の決定
　　（下顎咬合床の高さの決定）
④ **水平的顎位の決定**
　　（**咬み合わせの採得・本来の目的**）

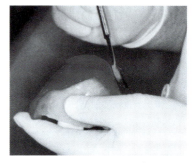
（107B-50）
図39-1　咬合床の外形の決定

- ①〜③までが準備．これら4項目をこの順序で覚える．

咬合採得の手順

1 顔貌の修復程度の決定（図39-1）

仮想咬合平面を決定する前に**上唇の位置を定めておく必要がある**．修復程度の差異によって上唇下縁の位置が変わってしまうためである．患者と上唇や口唇の程度を見ながら口唇支持（リップサポート）を適切な状態にする．これで上唇下縁が決まる．すなわち仮想咬合平面の前方基準が決定する．

2 仮想咬合平面の決定（図39-2, 3）

1 上顎で決める方法（図39-4）

① 口唇閉鎖線の設定：上下口唇を軽く閉じたときの閉鎖線を蠟堤上に記入する．
② 上顎咬合堤前縁の高さの決定：口唇閉鎖線または上唇下縁と一致させるか，1mm下方とする．
③ 前方からみて**瞳孔間線**と平行，側方からみて**Camper（カンペル）平面**（鼻聴道線を含む平面）と平行に設定する．

■ 下顎で確認する方法（図39-4）

① 口唇閉鎖線の設定
② 下顎咬合堤の前縁の決定：**安静時**の**口唇閉鎖線**または**下唇上縁**と一致させるか，これよりも2〜3mm低い位置とする．
③ 下顎咬合堤後縁の高さの設定：**レトロモラーパッドの1/2の高さ**とする．
④ 下顎咬合堤の**高さ**の決定：**安静時の舌の側縁（舌背）の高さ**とする．

- 一般的には上顎で決定し，下顎は咬合高径を決定する際に応用すると合理的に行える．

瞳孔間線
Camper平面
耳珠
仮想咬合平面
仮想咬合平面
上唇下縁

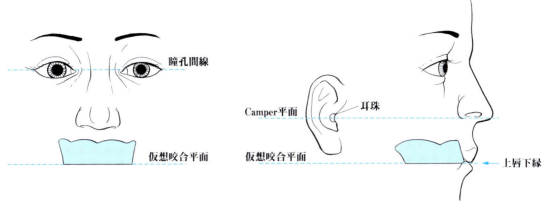

図39-2　仮想咬合平面の決定
咬合平面はCamper平面や瞳孔間線と平行．上唇下縁を参考に高さを決定する．

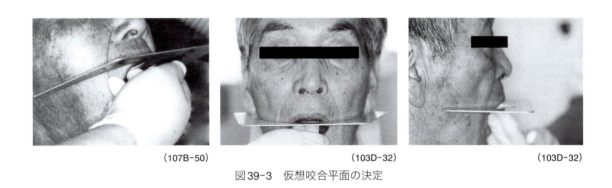

（107B-50）　（103D-32）　（103D-32）

図39-3　仮想咬合平面の決定

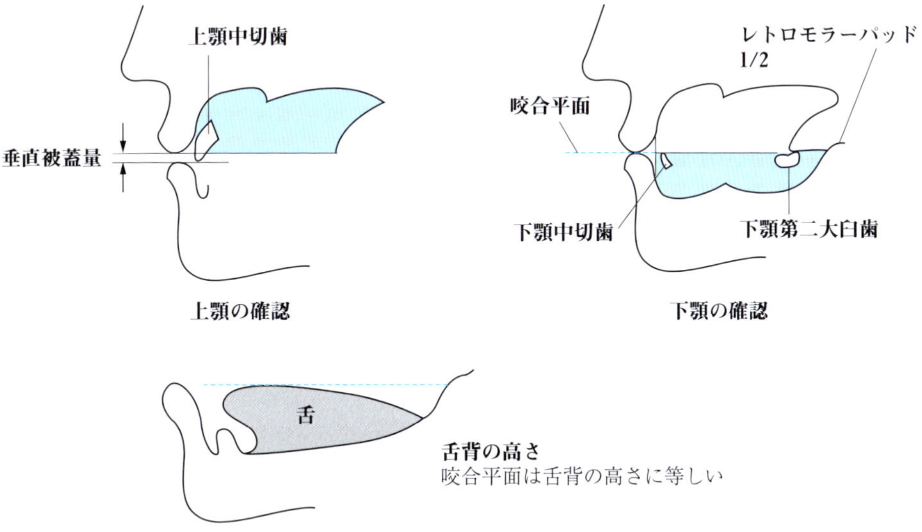

上顎中切歯
垂直被蓋量
上顎の確認
レトロモラーパッド
1/2
咬合平面
下顎中切歯
下顎第二大臼歯
下顎の確認
舌
舌背の高さ
咬合平面は舌背の高さに等しい

図39-4　咬合床の高さの確認

3 咬合高径を決定する方法

- 大きく分別して，顔面の計測値を利用する方法と機能的に求める方法があるが，臨床では1つの方法ではなく，複数の方法を併用して決定する．

1 顔面の計測値を利用する方法（図39-5, 6）

① Willis（ウィルス）法（Willisのバイトゲージ：1930）
- 下顎安静位における瞳孔・口裂間距離と鼻下点・オトガイ底間距離（男性65〜70mm，女性60〜65mm）が等しい．

② McGee（マックギー）法
- 眉間正中点・鼻下点と瞳孔・口裂間距離と左右口裂距離のうち2つ以上が鼻下点・オトガイ底間距離となるように設定．

③ Bruno（ブルノー）法
- 鼻下点・オトガイ底間距離を患者の利き手でない手掌の幅径と等しくする．

④ Buyanov（ブヤノフ）法
- 上唇結節・オトガイ底間距離を左右口角間距離に一致させる．

⑤ 坪根法（坪根式バイトゲージ）
- 左手第2指の長さおよび瞳孔間の中点から口裂までの垂直距離が，鼻下点からオトガイ底間の垂直距離とほぼ等しい．

⑥ 歯槽突起の平行性の利用
- 上下顎の歯槽堤が平行になるようにする．

⑦ セファロなどのエックス線写真を利用する方法
- 義歯を装着して撮影し比較検討する．有歯顎時を参考にする．

2 機能的に求める方法（表39-1）

① 下顎安静位利用法〔Niswonger（ニスワンガー）：1934, Tompson：1946〕
- 安静位の恒常性を利用する方法

  生理的下顎安静位での鼻下点・オトガイ点間距離
  ＝適正な咬合高径＋安静位空隙（2〜4mm）

② 発音位の利用
- ［s］音1〜2mm：最小発音間隙（closest speaking space）〔Silverman：1953〕
- ［m］音2〜3mm：安静位と同等
  ［s］，［t］，［v］：上顎前歯部の排列位置（Pound）←——発音位を利用した咬合採得法，［s］position

③ 嚥下位の利用
- 嚥下の第一相では下顎は咬頭嵌合位に近接する．

④ 咬合力の利用〔Ralph Boos：1940〕
- 最大咬合力は中心咬合位よりやや開口した位置にある．

⑤ 筋電図による方法

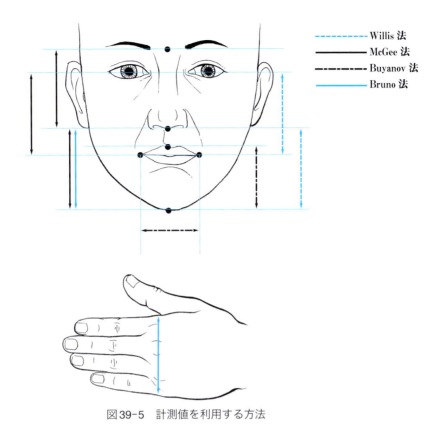

図39-5 計測値を利用する方法

表39-1 咬合高径の決定法

機能的決定法	形態学的決定法
・下顎安静位法 ・最大咬合力の測定 ・発音運動の利用 ・嚥下運動の利用 ・下顎位置感覚	・上下顎中切歯の露出度の利用 ・抜歯前の記録の利用 　エックス線規格写真，profile record，模型の利用 ・顔面計測値の利用 　使用中の義歯，顎堤の対向関係，顔貌の形態（エステティックライン）

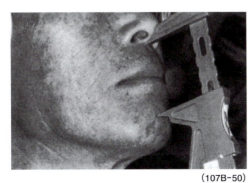

写真は鼻下点－オトガイ点をノギスで計測している．このとき安静位を利用している．

(107B-50)
図39-6 咬合高径の決定

⑥ 患者の感覚による方法（Lytle，野首，安井）
- Screw Jack法〔Brill：1959〕

⑦ Myo-monitorによる方法（安静位）
- 咀嚼筋群の刺激反射を利用（Jankelson）

4 水平的顎位の決定方法

1 生理的方法

① 筋の疲労法
② 反復咬合（タッピング）法
③ Walkhoff小球の利用（図39-7）
- 上顎咬合床の**後縁正中**の表面にワックスの小球をつけて口腔内に装着し，舌尖でこの小球に触れながら閉口させると，オトガイ舌筋を後上方に牽引して，下顎の前方偏位を防ぐ．

④ 咬筋触診法（Gysi）
⑤ 側頭筋触診法（Green）
⑥ 嚥下法
⑦ 頭部後傾（後屈）法

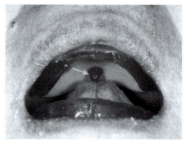

(103D-37)
図39-7 Walkhoff（ワルクホッフ）の小球

2 ゴシックアーチによって求める方法

- 下顎の側方限界運動路を描記針と描記板によって口腔内または口腔外で描記し，**中心位を決定**する．
- ゴシックアーチでは顆路はわからない．

3 立体的な運動経路の記録によって求める方法

① パントグラフ法：描記面上に運動軌跡を描記させる（全調節性咬合器）．
② Chew-in法（Luce）：描記針で運動路を記録し，描記板上に設置した常温重合レジンに立体的な運動経路を求める（全調節性咬合器）．
③ F.G.P（functionally generated path）テクニック（Mann，Panky）：片顎の人工歯列で対顎の咬合堤に咬み込んで，滑走運動路を立体的に記録する方法
④ 終末蝶番軸法：ヒンジアキシスロケーターを用いて下顎位を決定する方法

5 咬合採得が終わったら……転覆試験で確かめる

- 上下咬合床で咬合させたとき，一見全面で均一に接触して咬合採得がうまくいったかのようにみえる．このときのチェックの方法として**咬合面にスパチュラを挿入しこじってみる**と，**粘膜の適合と咬合面の均等接触が点検**できる．
- もし，がたつくようであれば，基礎床の適合の診査を行うか，咬合採得時の最後の軟化が均等ではないので再度軟化させ，咬合を印記する必要がある．
- この方法は蠟義歯試適時，義歯装着時にも応用できる．

40　咬合採得後の問題

上顎前突や下顎前突の既往をもつ患者の義歯の排列はどう考えるか．

上顎前突の場合

- 下顎前歯と上顎前歯を咬合するように排列すると，下顎前歯部人工歯の排列位置が顎堤頂よりも唇側に位置してしまい，口唇に押された義歯の維持安定は損われる結果となる．
- **オーバージェットの大きい状況**になるが，そのままで排列を行う．
- このような症例では上顎前突であるということに気づかずに下顎を前突させて咬合採得することが多いので注意を要する．

下顎前突の場合

- 下顎前歯と上顎前歯を咬合するように排列すると，下顎前歯部人工歯の排列位置が顎堤頂よりも舌側に位置してしまい，舌に押された義歯は維持安定が損われる結果となる．
- 義歯の安定のことを考えるとそのままで排列することとなるが，**審美性の点から切端咬合を目標**に前歯部を排列する．
- したがって，このような症例では，審美性を重視して上顎前歯部人工歯を上下的・唇舌的に最も望ましい位置に排列したのち，下顎前歯部人工歯を審美性よりもむしろ義歯の維持安定を優先して，下顎顎堤頂からあまりはずれない位置に排列すべきである．

> **ポイント**
> ■上・下の前歯の排列について
> - 上顎は咬合採得時に顔貌の修復程度（リップサポート）により**位置を決定し**たので，排列位置は変更しない．
>
> それに対して，
> - 下顎は**矢状切歯路傾斜角**の関係から，**上顎に対する下顎の位置を考慮**すべきである．すなわち通常（Class I），上顎前突（Class II），下顎前突（Class III）に対してどうなるかを考えることである．
>
> これらに対応すべく，**下顎前歯は位置が変更**される（図40-1, 2）．

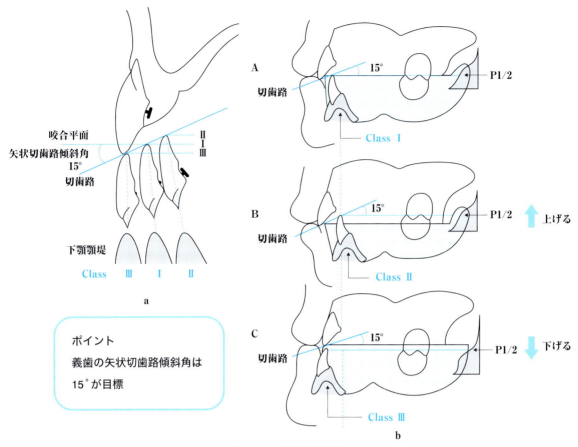

図40-1 下顎前歯排列
A：標準　　　（Class I）…下顎前歯は咬合堤の咬合面の高さとし，15°の矢状切歯路傾斜角にする．
B：上顎前突（Class II）…下顎前歯は後方に位置するので，咬合堤の咬合面より上方に排列し，15°の矢状切歯路傾斜角にする．
C：下顎前突（Class III）…下顎前歯は前方に位置するので，咬合堤の咬合面より下方に排列し，15°の矢状切歯路傾斜角にする．

(山縣健佑，黒岩昭弘：図説無歯顎補綴学，学建書院，2004)

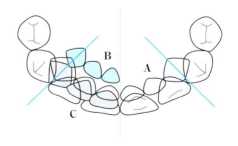

図40-2 対合関係の違いによる下顎前歯の幅径
A：標準　　　（Class I）…下顎犬歯尖頭が上顎犬歯近心になる前歯の幅径を選択する．
B：上顎前突（Class II）…下顎前歯が後方に位置するので，下顎犬歯尖頭までのアーチは短い．上顎よりもモールド番号を小さくする．
C：下顎前突（Class III）…下顎前歯が前方に位置するので，下顎犬歯尖頭までのアーチは長い．上顎よりもモールド番号を大きくする．

(山縣健佑，黒岩昭弘：図説無歯顎補綴学，学建書院，2004)

41 ゴシックアーチ

ゴシックアーチ描記法（gothic arch tracing method：Gysi）

- 下顎の側方限界運動路を描記針と描記板によって口腔内または口腔外で描記し，**中心位を決定**する．
- 描記図の**アペックス**（ゴシックアーチの頂点）は**中心位**を表す（図41-1）．
- 顎機能障害を生じた患者での顎運動を確かめることができる（側方限界運動路）．

1 中心位（下顎最後退位）

- 下顎骨の**顆頭**が，**関節窩内**で側方運動を行いうる範囲内で，**最も後方**に位置する顎位．体位，頭位に影響されない．
- ある範囲の垂直高径内で蝶番運動が可能な顎位（終末蝶番運動位）．

2 中心咬合位

- 上顎の歯と下顎の歯が最大接触面積で嵌合（接触）する．
- 歯を咬み合わせたとき最も基準になる顎位が中心咬合位．
- 歯によって規定される下顎位なので**変化しやすい**．

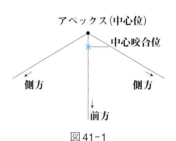

図41-1
側方：左右は描記針と描記板の関係で異なる

口内法と口外法の比較

表41-1 口内描記法と口外描記法の比較

	利 点	操作性	安 定	欠 点	描記図
口内法	装置が**小さい**	容易	**優れる**	描記図が**直視**できない	小さく鮮明さに劣る
口外法	描記図が**直視**できる	複雑	劣る	装置が**大きい**	大きく鮮明さに優れる

描記針と描記板の関係

1 上顎は描記針，下顎は描記板

- 顎運動は下顎が動くのになぜ上顎に描記針，下顎に描記板を設置する方法が用いられるのか．たとえていえば，ノートに字を書くとき机に鉛筆を固定し，ノートを左右に動かしているようなものである．
- この方法が多用されるのは**描記されている様子を把握しやすい**ためである．
- 描記図は**前後左右**の動きが**逆**になる．

> 上顎－描記針，下顎－描記板
> 前方にアペックス　　左の軌跡は右の動き　　右の軌跡は左の動き

2　上顎に描記板，下顎に描記針
- 描記板が上顎，描記針が下顎のときには，顎運動の方向と描記が一致し後方にアペックスがくる．

タッピングポイント

- タッピング運動とは比較的小さな開口で，急速に反復開閉口運動をすることである．
- **正常有歯顎**においては，**タッピング運動**の終末位は**咬頭嵌合位**と一致している．これを無歯顎者に利用し，人工歯列の咬頭嵌合位を決定する．
- なお，タッピング運動の終末で得られる下顎位は頭位によって影響を受けるため，座位または直立位での記録が望ましい．

装置の構成

① 中央支杆装置（central bearing device）
② 描記板
③ 描記針

描記の手順

① 描記装置の口腔内における維持安定を点検する．
② タッピング運動，下顎前方・左右側方運動を行わせ，記録装置の衝突や転覆がないことを確認する．
③ 患者に描記の目的と動かし方を説明し，下顎運動を十分に練習させる．
④ 描記板に記録用インクを塗り，タッピング運動を行わせる．
⑤ 軽く接触させた状態で下顎を前後に動かさせ，最後に**後方位をとらせる**．次に，得られた**後方位から左右側方に動かさせる**．
⑥ 描かれたゴシックアーチの**アペックス**と**タッピングポイント**との**位置関係を評価**する．
⑦ 目的とする顎位で描記針を固定し，速硬性石膏で**石膏コア**を採得する．
⑧ 咬合器の**下顎模型を再装着**する．

描記図の評価と対処

① **ゴシックアーチが明瞭**に描記されている．
- タッピングポイントが**前方約0.5〜1.0mm**の位置に集中している場合：タッピングポイントの位置を用いる．

② **ゴシックアーチが明瞭**に描記されている．
- タッピングポイントが**アペックスに一致**している場合：タッピングポイントの位置を用いる（およそ10％：無歯顎者に多い）．

③ **ゴシックアーチが明瞭**に描記されている．
- タッピングポイントが**アペックスから離れた位置**にある場合：習慣性の偏心咬合位があることや，咬合位が不安定であることが疑われるので**咬合治療を要**する．
- これらの場合には，アペックスを中心咬合位として**治療用義歯を用い**，顎関節や筋と調和した**咬合位を確立**させていく．

④ **ゴシックアーチが明瞭**に描記されている．
- タッピングポイントが**ばらついている**場合：まず，タッピングポイントのばらつきは，**記録床の動揺が原因**となっている場合があるので注意が必要である．
- 咬合位が不安定であることが疑われるので咬合治療が必要となる．これらの場合には，アペックスを中心咬合位として**治療用義歯を用い**，顎関節や筋と調和した**咬合位を確立**させていく．

⑤ **アペックスが明瞭に描かれていない**．
- 限界運動が正常に行われていないこと，顎機能に異常があることなどが疑われ，咬合治療が必要となる．これらの場合には**治療用義歯を用い**，顎関節や筋と調和した**咬合位を確立**させていく．

⑥ **アペックスが明瞭に描かれず，直線的である**．
- 中心位の誘導のミス．前方で側方運動している．

※ 顎位が安定しないときの**治療用義歯にはMMAのレジン歯**を用いる．あるいは臼歯部は排列せずに**フラットテーブル**として治療を進める．

ゴシックアーチとチェックバイト

- ゴシックアーチ描記図を**利用して**チェックバイトを採得し，半調節性咬合器の顆路調節に利用することが可能である．
- ゴシックアーチを行っても**顆路は求められない**ことに注意する．

42 フェイスボウ

種類

目的によって種類がある．

1 模型装着用
- 頭蓋あるいは顎関節に対する上顎歯列の三次元的位置関係を咬合器上で再現する器具〔Snow：1899〕

2 下顎運動測定用
- 患者の顎関節部，切歯点などの動きを測定し，これを咬合器に再現しようとするもの（パントグラフ：全調節性咬合器に使用）
- 蝶番点を探索するもの（ヒンジアキシスロケーター：Lauritzen）
- 純粋に顎運動を測定（6自由度顎運動器など）し，顎機能障害の状況を把握するものも見受けられる．
- フェイスボウレコード：フェイスボウによる記録（患者に装着した状態）
- フェイスボウトランスファー：フェイスボウによる転写（咬合器に装着した状態）

前方基準点・後方基準点

1 前方基準点

1 眼窩下点（orbitale）
- **Frankfort平面**を基準：咬合器上弓に対して咬合平面が**前下がり**

2 鼻翼点（鼻下点），鼻翼下縁
- Camper平面を基準：咬合器上弓に対して咬合平面は**ほぼ平行**

2 後方基準点

1 平均的顆頭点を基準にする方法（図42-1）
- 外眼角から耳珠の尖端を結ぶ線上で前方約13mmの点

2 外耳道を基準にする方法
- イヤピースタイプのフェイスボウを用いる．

3 蝶番軸を求める方法
- 中心位からの終末蝶番運動位をとらせ，回転中心を求める方法

> **ポイント**
> 咬合器上弓に対する咬合平面の関係は前方基準点に依存するため，後方基準点が変化してもほとんど変化しない．

顔弓（模型装着用顔弓）

1 構成（図42-2）

① 顆頭指示杆（コンダイラーロッド）：左右の顆頭点（後方基準点）を記録する．
② 指示棒（リファレンスポインター）：眼窩点など前方基準点を記録する．
③ バイトフォーク：上顎咬合床を固定する．
④ 顔弓体部サイドアーム：上記の部品を連結する．

2 種類

1 平均的顆頭点を基準にした顔弓

① フェイシャルタイプ
- 平均的顆頭点として顆頭部皮膚上に求めるタイプ
  Hanau SM, Dentatus AEB
② イヤピースタイプ
- 顆頭点を外耳道から間接的に求めるタイプ
- 顆頭指示杆相当部にプラスチック製のイヤピースが取り付けられており，これを外耳道に挿入して使用する．
  Whip-Mixクィックマウント，Denarスライドマチック

2 蝶番軸を記録する顔弓

- 終末蝶番軸を測定し，直接記録するタイプ
  ヒンジアキシスロケーター

3 記録の手順

① 顆頭点を求め，皮膚上にマークする（フェイシャルタイプ）．
② 上顎の咬合床にバイトフォークを取り付ける．
③ バイトフォークをフェイスボウに装着する．
④ 上下顎咬合床を口腔内に装着し，咬合させる．
⑤ コンダイラーロッドを顆頭点に合わせる．
⑥ リファレンスポインターを前方基準点に合わせる．

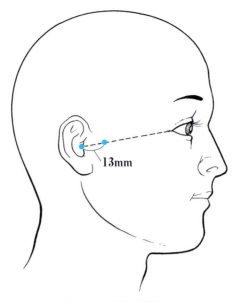

図42-1 平均的顆頭点
外眼角と耳珠を結びこの線上で耳珠寄り前方13 mmのところに平均的顆頭点を設定する（Gysi）．

そのほかの定義
①Hannau：Frankfult平面で外耳道から12 mm前方
②Lundeen：Gysiより3 mm下方
③Bergstromi：Gysiより7 mm下方，3 mm後方

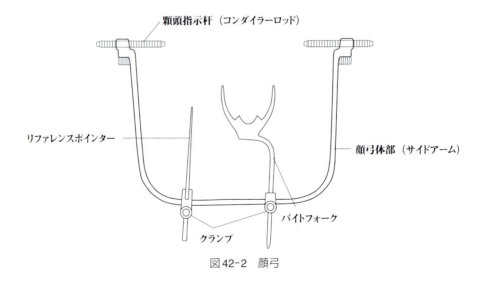

図42-2 顔弓

43 咬合器

種類を覚える

1 調節機構による分類

1 蝶番（平線）咬合器（ガリオットの咬合器）〔Gariot：1805〕
- 上下顎を連結する関節部分が蝶番になっていて開閉運動しかできない咬合器

2 平均値咬合器
- 矢状顆路傾斜角：30°，側方顆路角：15°，顆頭間距離：10cm，Balkwill角：20°
- Bonwill三角を基準につくられている．フェイスボウトランスファーは必要ない．
- ■ 代表的な咬合器：Gysi Simplex，Handy II 型など

3 半調節性咬合器（図43-1）
- 矢状顆路・側方顆路が調節可能
- フェイスボウトランスファーは必須
- チェックバイトによって顆路傾斜角を求める．
- 顆路は直線的にしか再現できない．
- ※注 半調節性咬合器では，左右の矢状顆路傾斜角は個々に計測し，設定する．
- ■ 代表的な咬合器：Hanau H2型（図43-1），Dentatus，Denar Mark II，Whip-Mix，Proarch III など

4 全調節性咬合器
- 半調節性咬合器の機能に加え，**作業側顆頭**の運動路が**調節**できる．
- 顆頭間距離の調整
- 操作が繁雑

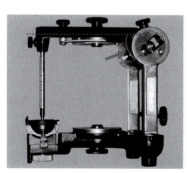
（104A-85改変）

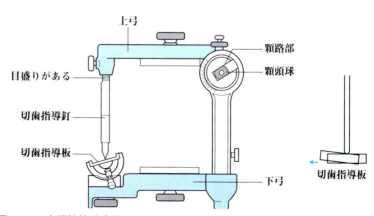

図43-1 半調節性咬合器（Hanau H2-0）
指導釘が顎運動の方向とは常に逆になることに注意．

- 咬合器によって異なったフェイスボウ（パントグラフ，ヒンジアキシスロケーター）がある．
- 曲線顆路を再現する．
■ 代表的な咬合器：Stuart，Denar D5A，TMJ咬合器など

個々の咬合器の差を把握する

1 基準面の違いによる分類

1 Frankfort平面を基準にした咬合器
- 模型の咬合平面が前下がりになる．

2 Camper平面を基準にした咬合器
- 模型の咬合平面と咬合器水平面が平行になる．

2 関節部の構造による分類（図43-2）

▶関節部の構造に関しての出題が多いので，実物をみて再確認をしよう．

1 コンダイル型
- condyle（顆頭）という名称ではあるが**人体の顎関節構造**とは**逆の構造**をもち，**上弓に顆頭球，下弓に顆路部**をもつ．
- 前方運動する──→顆頭球が後方へ移動する．

2 アルコン型
- articulator，articulation（咬交）と condyle（顆頭）という言葉の合成である．
- 人体の顎関節部と構造は同じ．コンダイル型よりも性能がよい．
- 全調節性咬合器はほとんどがアルコン型である．

3 顆路部の構造による分類（図43-2）

1 スロット型
- 顆頭球が上下の溝にはさまれた構造をとる．
- **模型の浮き上がりが生じにくい．**
- 直線経路の再現しかできない．
- 全部床義歯用

2 ボックス（フォッサ）型
- 顆頭球上にプレートが乗った構造をとる．
- **模型の浮き上がりが生じやすい．**
- 顆路の調整が容易である．
- 曲線顆路を補償するものもある．
- クラウン・ブリッジ用

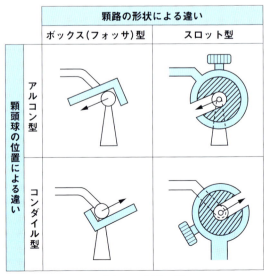

図43-2 咬合器の顆路の違い
矢印は前方運動時の動き

切歯指導板と切歯指導釘

■ 切歯指導板はどう使う？

① 上下前歯の排列完了後，上下の矢状切歯路傾斜角を保存する（使い方1）．
② 切歯指導板に角度を与えて矢状切歯路傾斜角を付与する（使い方2）．

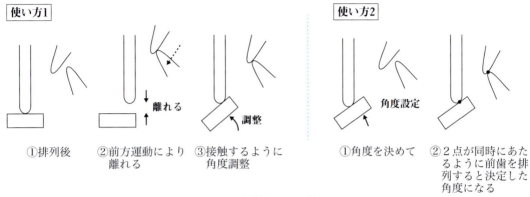

図43-3　切歯指導板はどう使う？

■ 切歯指導釘に目盛りがあるのは？

指導釘を伸ばしたり，縮めたりして使うため

① 伸ばして模型を装着：咬み合わせが高くなる──→咬合調整（削合）を行う量を設定する．
② 縮めてから削合を行う：指導釘と指導板の間にすき間ができる．それが接触するまで削合調整を行う．
③ 挙上量は，ワックスチェックバイトで中心咬合位を採得．その際，咬合接触していない部位の厚さを計測（メジャリングデバイス）する．

計測値×2＋0.5 mm（重合収縮による平均値）

義歯装着後のリマウントの場合，挙上量は術者の経験で人工歯が適切に咬合するまでを案分して設定する．

- チェックバイトは強く咬ませない．
- 穿孔させない．

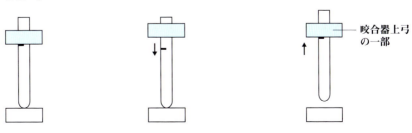

図43-4　切歯指導釘に目盛りがあるのは？

44 咬合採得を極める

咬合採得とは

　中心咬合位（咬頭嵌合位）あるいは中心位を求めることが目的．これに対してフェイスボウトランスファーやゴシックアーチが入ってくると，どうもよくわからないとの声を頻繁に聞く．そこで，この章ではそれらの関係をまとめる．
　まず**復習1～5**までを確実に理解しよう．

> **復習1　咬合採得の骨組み**
> ① 顔貌の修復程度の決定（咬合床の外形の決定・上唇下縁の位置決定）
> ② 仮想咬合平面の決定（上顎咬合床の高さの決定）
> ③ 咬合高径の決定（下顎咬合床の高さの決定）
> ④ 水平的顎位の決定（咬み合わせの採得・本来の目的）
> の手順で行う．

> **復習2　フェイスボウトランスファー**
> 　頭蓋あるいは顎関節に対する上顎歯列の三次元的位置関係を咬合器上で再現すること

> **復習3　ゴシックアーチ描記**
> 　一般的に上顎に描記針，下顎に描記板を設置し，下顎（骨）を関節頭が関節窩内で最後方位にあり，なおかつ側方運動が可能な位置（最後退位としての中心位の定義と同一）として運動・描記させたのがゴシックアーチ
> 　これで求められるのが中心位（最後退位）．図形から診査できるのが側方限界運動路．これにタッピングを加えて下顎位を決定する．

> **復習4　チェックバイト**（図44-1）
> 　チェックバイトとは咬み合わせを記録すること
> 　咬合採得と異なるのは前方位，側方位（左・右）
> 　中心位，咬頭嵌合位など目的に応じた顎位の記録をとることをさす．
> ● 前方チェックバイト：矢状顆路傾斜角を求める．
> ● 側方チェックバイト：側方顆路角を求める．
> ● ワックスチェックバイト：削合のために新義歯を咬合器に再装着するために行う方法

復習5　咬合器

咬合器は3種類ある．

① 平均値咬合器
- 矢状顆路傾斜角（30°），側方顆路角（15°），顆頭間距離（10cm）
- Balkwill角（22°）：これによって咬合平面の位置が決まっている．

　　　　　　　　　　（フェイスボウを必要としない）

② 半調節性咬合器
- 矢状顆路傾斜角，側方顆路角が調整可（平衡側の顆頭の動きまで調節可）

③ 全調節性咬合器
- 半調節性に加え，作業側顆頭の動きまで調節可

Christensen現象の印象
（臼歯部の間隙の印象）

チェックバイト ← Christensen現象
　　　　　　　　　（臼歯部に間隙が生じる）

間隙の程度によって顆路傾斜角がわかる
（間隙大＝角度大）

顆路傾斜角が大きいと
Christensen現象（間隙）も大きい

顆路傾斜角

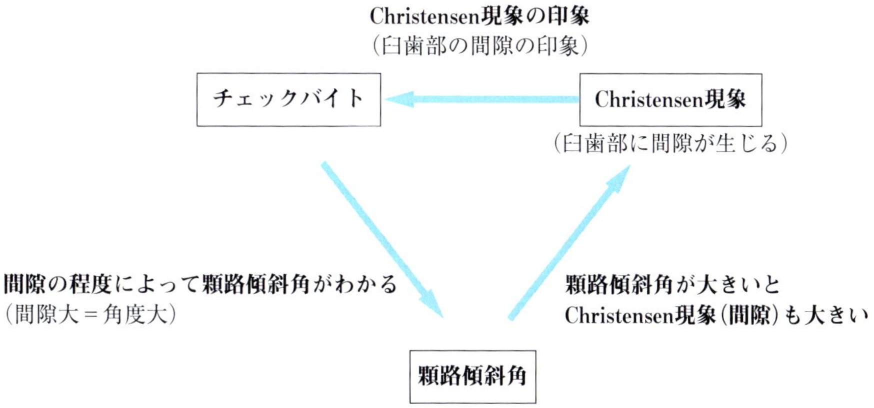

図44-1　チェックバイトとChristensen現象・顆路傾斜角との関係
　　　　矢状Christensen現象によって生じた間隙の印象を採っている．

	咬合採得の基本的な流れ	平均値咬合器を使う 中心位が明確
咬合採得（来院1度め）	①顔貌の修復程度の確認 ②仮想咬合平面の決定 ③咬合高径の決定 ④水平的顎位の決定	①顔貌の修復程度の確認 ②仮想咬合平面の決定 ③咬合高径の決定 ④水平的顎位の決定 　上下顎咬合床の固定 　（インターオクルーザルレコードの採得） 　標示線の記入 　人工歯の選択 〈技工室〉人工歯排列
	蠟義歯の試適	蠟義歯の試適

図44-2　咬合採得の流れ

	平均値咬合器を使う	半調節性咬合器を使う
	中心位が不明確	
咬合採得（来院1度め）	①顔貌の修復程度の確認 ②仮想咬合平面の決定 ③咬合高径の決定 ④仮の中心位決定 　（ゴシックアーチ以外の 　中心位決定法） 　インターオクルーザルレコード	①顔貌の修復程度の確認 ②仮想咬合平面の決定 ③咬合高径の決定 ④仮の中心位決定 　（ゴシックアーチ以外の 　中心位決定法） 　インターオクルーザルレコード ⑤フェイスボウトランスファー
〈技工室〉	咬合器へ模型の装着 （下顎は仮装着） ゴシックアーチトレーサーの製作	
（2度め）	④ゴシックアーチ 　トレーシング 　（中心位で石膏コアなどに 　よって固定） 標示線の記入 人工歯の選択	④ゴシックアーチ 　トレーシング ⑥前方・側方チェックバイト 　（前方・側方位の石膏コアの 　採得後，中心位の石膏コア 　の採得） 標示線の記入 人工歯の選択
〈技工室〉	下顎模型再装着 （仮の中心位とズレがあったとき） 　　　　　矢状・側方ともに調整（チェックバイトを用いて） 人工歯排列	
	蠟義歯の試適	蠟義歯の試適

図44-2　咬合採得の流れ（つづき）

ここでの考え方
- フェイスボウ→上顎の模型を正確に装着する．
 （いったん装着したら再装着はしない）
- 仮の中心位決定
 ゴシックアーチトレーサーは咬合器上でつくるので，ゴシックアーチトレーシング以外の方法で上下関係を記録し，咬合器に模型を仮装着する必要がある．
- ゴシックアーチトレーシングの目的は中心位をみつけること．
 中心位が確認できたら下顎の模型を再装着する．
 →下顎を正確に装着する方法．
- 中心位に平均値はない．

45 人工歯（人工歯の種類）

材料での分類

1 前歯用
- 陶歯
- レジン歯：レジン（MMA）歯，硬質レジン歯

2 臼歯用
- 有孔陶歯
- レジン歯：レジン（MMA）歯，硬質レジン歯
- 金属歯：ある一定期間，硬質レジン歯を使用し，咬み合わせが安定したら金属歯に置き換える（臼歯部のみ）．部分床義歯では，人工歯の排列スペースが確保できないときに使われる．

形態での分類

1 前歯用
- 審美性が優先される．
- 顔面形態に伴った分類
  - ■ Williamsの3基本形（p.123，図46-1参照）
    方形：Square，尖形：Tapering，卵円形：Ovoid
    （中切歯の唇面観の外形は，顔の正面観の外形を上下逆にした形である．）

2 臼歯用
- 機能が優先である．

解剖学的・準解剖学的・非解剖学的人工歯（図45-1，表45-1）

1 解剖学的人工歯
- 解剖学的な歯冠形態を模倣した，咬頭傾斜30°程度のものをいう．

1 長 所
① 咬合位が正確に保持できる．
② 咬合の平衡が容易に保持できる．
③ 咀嚼能率が高い．

2 短 所
① 咬合圧が水平方向の分力となる．

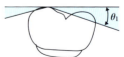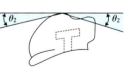

図45-1 咬頭傾斜角
θ_1は近遠心的，θ_2は頰舌的傾斜角である．咬頭傾斜は，このθのことである．

② 咬合傾斜が大きいものほど調節に時間がかかる．

2 準解剖学的人工歯（機能的人工歯）
- 解剖学的形態に準じてつくられたもので，解剖学的人工歯よりも義歯が安定する．
- 非解剖学的人工歯よりも咀嚼能率が向上する．
- **咬頭傾斜20°**のものがある．

1 特　性
① 性質は解剖学的人工歯と非解剖学的人工歯の性質の中間になる．
② 水平方向への分力は咬頭傾斜30°よりも軽減され，義歯は安定しやすくなる．

3 非解剖学的人工歯
- 咬頭傾斜のない，平坦な咬合面形態のもの
- **無咬頭歯，0°臼歯**などがある（顎堤吸収の著しい症例で用いられ，mono planeで排列．Christensen現象を防ぐためにバランシングランプを設ける．p.124参照）．

1 長　所
① 水平方向の咬合圧が生じない．
② 歯槽骨に有害な力が加わらない．
③ 交叉咬合排列を行いやすい．

2 短　所
① 咀嚼能率が悪い．
② 審美性に難点がある．

表 45-1　各人工歯の比較

	解剖学的人工歯	準解剖学的人工歯	非解剖学的人工歯
人工歯の形態	33°人工歯	20°人工歯	0°人工歯
咬断力	◎ 優れる	○ よい	× 悪い
嵌合の安定性	○ よい（中心咬合位が決まりやすい）	○ よい（中心咬合位が決まりやすい）	× 悪い（どこでも咬める）
物を咬んだときの安定性	× 特に悪い	× 悪い	○ よい
審美性	○ よい	○ よい	× 悪い（バランシングランプ必要）

46　人工歯（人工歯選択）

前歯部の選択…診療室で行う

1　形　態
- 顔面形態に伴った選択
- Williamsの3基本形に準じて人工歯を選択する．
  方形：Square，尖形：Tapering，卵円形：Ovoid（図46-1）．

2　大きさ（表46-1）

1　6前歯の幅の基準
- 口角線（安静時の口角）に，上顎犬歯の遠心が一致する．
- 鼻幅線（鼻翼から下した垂線）に，上顎犬歯の尖頭が一致する．

2　上顎中切歯の大きさの基準
- 幅径は，頰骨弓部における顔面幅径の1/16，1/3.3が上顎6前歯の幅径となることを基準として，Trubyte tooth indicatorによって計測して，モールドガイド中から選択する．

3　上下顎前歯の大きさの関係
- 通常，上顎前歯に対する下顎前歯の大きさは決まっている（Class I）．上下の前歯の関係で，Class IIでは小さく，Class IIIでは大きくする．

4　前歯被蓋の程度
- 矢状切歯路傾斜角と顆路・咬頭傾斜角の関係は反比例である．
  ① 水平被蓋が大きい：矢状切歯路傾斜角が小さい．
  ② 垂直被蓋が大きい：矢状切歯路傾斜角が大きい（全部床義歯では垂直被蓋を大きくしない）．

3　SPA要素（dentgenics：Frush，Fisher）
- SPA要素とは，前歯部人工歯を適切に選択する際の考慮すべき要素で，Sはsex（性別），Pはpersonality（性格），Aはage（年齢）のことである（図46-2）．

4　材質による選択（表46-2）

1　陶　歯
- 耐摩耗性に優れ，咬合関係が変化しにくい長所をもつ．
- 床用レジンとの連結のための維持装置が必要で，排列の邪魔になることがある．

2　レジン（MMA）歯
- 耐摩耗性に劣るので，与えた咬合が変化する．
- 吸水性が高いため変色の恐れがある．

- 床用レジンと化学的に結合するので**維持装置がなく排列が容易である**．
- 治療用義歯に用いる人工歯

3 硬質レジン歯
- 耐摩耗性はかなり改善され，**陶歯**と**レジン（MMA）歯**の**中間的**な存在である．

> ・臼歯部人工歯にレジン歯を使用する場合には，前歯に陶歯を用いない．

5 色調の選択
- shade guide を使用する（VITA shade を使う）．
- lumin vacuum shade guide：A (brownish)，B (yellowish)，C (grayish)，D (reddish)．昼光で直射光は不可．

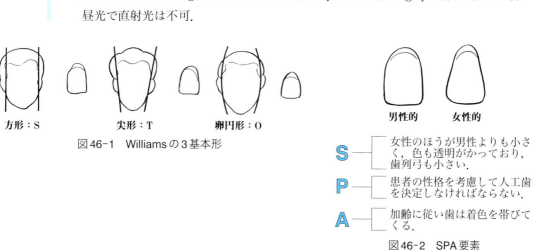

図 46-1　Williams の 3 基本形

方形：S　尖形：T　卵円形：O

男性的　女性的

S — 女性のほうが男性よりも小さく，色も透明がかっており，歯列弓も小さい．
P — 患者の性格を考慮して人工歯を決定しなければならない．
A — 加齢に従い歯は着色を帯びてくる．

図 46-2　SPA 要素

表 46-1　人工歯の選択

上顎前歯	口角線・鼻翼幅線・顔面計測で決定
下顎前歯	通常，上下対で大きさが決まっている 　**上顎前突：下顎前歯を小さく** 　**下顎前突：下顎前歯を大きく**
下顎臼歯	下顎犬歯遠心からレトロモラーパッド前縁まで （ただし吸収が大きいときは，スキーゾーンが終わるところまで）

表 46-2　陶歯とレジン歯の比較

比較項目	陶歯	レジン歯
審美性	吸水性がないので**色調が変化**しない	吸水性があるため**色調が変化**
耐摩耗性	優れている	劣る
破折強さ	硬くて脆い	大きいが，硬度は小さい
床との結合性	ピンまたは保持孔による**物理的結合**である	**化学的**に結合する
形態修正	困難である	切削，研磨が**容易**である

臼歯部の選択…技工室で行う（下顎前歯の排列終了時）

1 形　　態

1 顎堤の状態
- 義歯の安定を最優先し，顎堤の状態がよければ咬頭傾斜の大きいものを使用して，咬合平衡や咀嚼能率を考慮する．
- 顎堤の条件への依存度は，解剖学的＞準解剖学的＞非解剖学的人工歯の順．
- 非解剖学的人工歯を用いたときは，最後方にバランシングランプを設け，Christensen現象に備える．

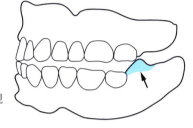

バランシングランプ法（Sears）
0°人工歯を用いたときに，Christensen現象による義歯の離脱を予防する．

2 上下顎の対向関係（顎間距離，歯槽頂間線）
- 顎間距離が少ないときには陶歯を用いない（全部床義歯ではまれ）．
- 交叉咬合でも人工歯はとくに限定されず，排列方法などを工夫する（無咬頭人工歯を用いると排列が容易になるとの考えもある）．

3 下顎運動要素（顆路）
- 顆路が深いとき：咬頭傾斜角が大きい人工歯を選択する（顎堤の状況がよいとき）．

2 大きさ
① 頰舌径が狭いと義歯は安定する．
② 臼歯部人工歯排列はレトロモラーパッド前縁で終わらせる．
③ 顎堤弓の長さで排列するスペースがあっても，スキーゾーンには排列しない．

3 材質による選択

1 臼歯部にレジン歯を用いたほうがよい場合
① 対合歯が金属冠や天然歯である．
② 咬合が不安定である．
③ 患者が義歯の咬合雑音に過敏である．
④ 上下顎の顎堤間距離が短い（全部床義歯ではまれ）．

2 臼歯部に陶歯を用いる場合
- 補綴装置に与える咬合が変化しにくいという理由で用いられてきたが，現在では調整が繁雑なため硬質レジン歯を選択するほうが多くなってきた．

47 人工歯排列

排列の手順

- 排列の順番によって,上顎法,下顎法がある.

1 上顎法
- 上顎前歯→下顎前歯→**上顎臼歯**→下顎臼歯

2 下顎法
- 上顎前歯→下顎前歯→**下顎臼歯**→上顎臼歯
- 下顎義歯を安定な方向に向かわせる意図で行われている.

人工歯排列の要点

1 両側性平衡咬合を確立する
- 側方運動時に作業側と平衡側が同時に接触する咬合

① 前歯を排列
　↓
② ラテラルウィングで前歯のオーバージェットとオーバーバイトを保持
　↓
③ 側方運動させ側方運動時に平衡側の臼歯が接触滑走するように排列を行う.

2 片側性平衡咬合を確立する
- 義歯が力学的に安定するように人工歯を排列し,作業側のみの咬合で義歯を安定させる.

① 歯槽頂間線の法則
② リンガライズドオクルージョン

各部位での排列の要点

1 前 歯（図47-1）
- 上・下顎前歯：審美性と発音
- 前歯の排列によって切歯路が決定するため,全体の安定性も考慮に入れる.

2 臼 歯（図47-2）
- 各平衡咬合の確立とともに,
① 両側性・片側性の咬合平衡を保つように排列する.
② 歯槽頂間線の法則に従って排列する.
③ 筋・軟組織の運動を阻害しない筋圧中立帯に排列する.

3 下顎

- フレンジテクニック：ニュートラルゾーン（筋圧中立帯）への排列（図47-3）
  顎周囲筋の不当な圧を受けて義歯の維持が障害されるのを防ぐために，頰・舌側の筋圧の影響を受けないところに人工歯を排列する．

4 上顎

- 発音機能との調和：舌房を狭くしない．

個々の部位での排列

1 前歯の排列

① 咬合採得時に咬合床へ描記した標示線を参考に排列を行う（図47-4）．
- 口角線：3⊥3の総幅径
- 鼻幅線：3⊥3の尖頭から尖頭までの距離
- 上下口唇線：歯頸部の位置

② 咬合堤と排列の関係
- 口唇の張り具合を適切に再現するために，咬合採得時に得られた咬合堤の唇面は変更しない（切端側1/3で口唇を支持する）．

③ 切縁は［f］，［v］の発音時にdry-wet-lineに沿うように排列する．
④ 自然感を与えるため不正な排列をすることもある（乱排）．
⑤ 中切歯切縁は上唇下方から1mm下方へ設定する．
⑥ 下顎前歯に関しては矢状切歯路傾斜角に留意して排列する．

■ 矢状切歯路傾斜角について
① 顆路傾斜度と矢状切歯路傾斜角については，
- 矢状顆路傾斜角が大きい──Christensen現象増大──義歯が不安定
- 矢状切歯路傾斜角を増加させる──臼歯離開量を増大

② **矢状切歯路傾斜角を小さくして安定化**をはかる．

2 臼歯の排列

1 顎堤の吸収が少ないとき：咬合を中心に設計を進める．

- 矢状顆路傾斜角が急な場合，調節彎曲を強くする，咬頭傾斜の強い人工歯を用いる，咬合平面を傾ける．
- 矢状切歯路傾斜角は緩く設定する（この項目が唯一反対になることを確認する）．

2 顎堤の吸収が著しいとき：義歯の安定を中心に設計を進める．

- 矢状顆路傾斜角が急な場合でも調節彎曲を強くしない，咬頭傾斜の強い人工歯を用いない，咬合平面を傾けない．これらは咬頭嵌合位での義歯の動揺を引き起こすため極力避ける．

- 0°人工歯を用いてmono plane（単一平面）に排列する．Christensen現象への対処はバランシングランプを用いる（p.124参照）．

■ 臼歯部排列とレトロモラーパッドの関係
① 臼歯部人工歯は**犬歯遠心**から**レトロモラーパッド前縁**まで排列する．
② 犬歯とレトロモラーパッドを結ぶ線を中心窩と一致させる．
③ レトロモラーパッドの内側と下顎犬歯近心接触点を結んだ領域を**パウンドライン**といい，このラインは**臼歯排列の舌側限界**である（p.65，図24-2参照）．

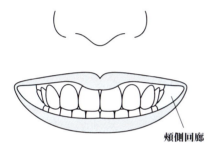

図47-1　smiling line
微笑時，上顎前歯の人工歯の切端が下唇に沿うような位置に排列する．

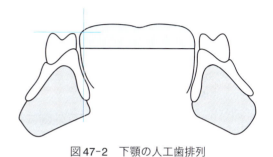

図47-2　下顎の人工歯排列
中央窩が下顎の歯槽頂の真上か，あるいは，それよりもわずかに舌側に寄るように排列する．下顎臼歯の舌側面は，顎舌骨筋線の垂直線上にあり，これよりも舌側にしてはいけない．安静時の舌の側縁が咬合平面の高さとほぼ一致する（山縣訳，1981）．

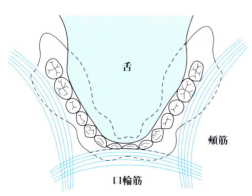

図47-3　ニュートラルゾーン：図中で白く抜けたところ
臼歯部の人工歯排列をニュートラルゾーンで行うと義歯は安定する．

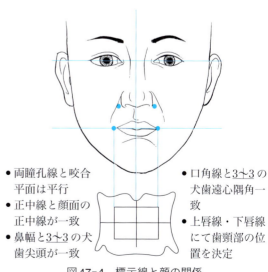

- 両瞳孔線と咬合平面は平行
- 正中線と顔面の正中線が一致
- 鼻幅と3┼3の犬歯尖頭が一致
- 口角線と3┼3の犬歯遠心隅角一致
- 上唇線・下唇線にて歯頸部の位置を決定

図47-4　標示線と顔の関係

歯槽頂間線と排列の関係

1 歯槽頂間線：上下の歯槽頂を結んだ線（図47-6）
- 臼歯部人工歯排列は人工歯の歯軸と歯槽頂間線を一致させるように排列する．
- **歯槽頂間線**と**咬合平面**とのなす**内角**が**80°以下**の場合は，交叉咬合排列の適応症となる．

2 交叉咬合排列（図47-5，7）
- 歯槽頂間線が咬合平面となす内角が**80°以下**の場合，下顎に上顎の反対側の人工歯を排列し，下顎の人工歯が上顎の人工歯を覆うように排列する．
- リンガライズドオクルージョンによっても対応できる（p.65参照）．

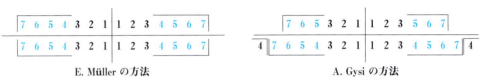

図47-5 交叉咬合排列の方法

3 歯槽頂間線より外側に排列した場合（図47-8）
① 義歯の転覆
② 義歯の破折
③ 頬粘膜の咬傷

4 歯槽頂間線より舌側に排列した場合
① 舌房の狭小
② 義歯の不安定
③ 異物感の増大

Christensen現象を防止するために

1 調節彎曲を付与する
- 臼歯部排列に際して，Christensen現象を防ぐために付与する歯列彎曲で，前後的調節彎曲と側方的調節彎曲とがある．

2 平衡咬合に関係する要素（p.69，図25-4参照）
① 顆路角
② 切歯路角
③ 調節彎曲の程度
④ 咬合平面の傾斜度
⑤ 咬頭傾斜角度

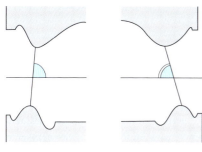

仮想咬合平面と
80°以上の場合

この角度が
80°以下を示す場合

図47-6　歯槽頂間線と交叉咬合
歯槽頂間線の法則によって排列すると平衡咬合となるが，歯槽頂間線と咬合平面との**内角が80°以下**になると**交叉咬合**となる．

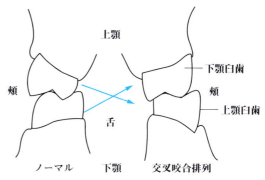

図47-7　交叉咬合排列
平衡側の人工歯を上下逆転して排列する．
・アイデアではあるが不自然
・リンガライズドオクルージョンで解決

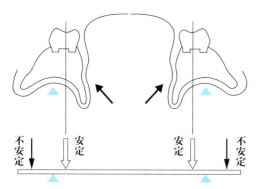

臼歯を歯槽頂より舌側に排列すると咬合圧に対する義歯の安定が高くなる．ただし，**舌側へ人工歯を入れすぎると舌房が狭くなり，舌の機能が障害**される．
(舌房を狭くせず，なおかつ義歯を安定化するにはリンガライズドオクルージョンを応用する方法もある)

図47-8　義歯を安定させるための排列位置

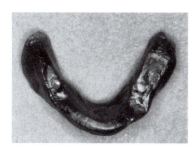
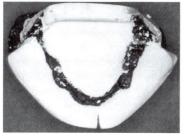
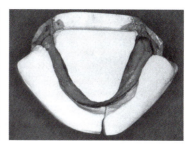

(108B-30)

図48-9　フレンジテクニック
適切なデンチャースペースを採得し，排列位置を決定する．

■ Tenchの間隙
- 前歯の排列と臼歯の排列との近遠心的位置調整のためにあけてある間隙で，上顎犬歯と第一小臼歯との間に設定される．
  ▶「Tenchの歯型」としっかり**区別**しよう！！

48 歯肉形成

　義歯は歯のみならず，顎堤の補綴もするので，年齢や性別を考え，審美性を優先すべき場所と機能を優先すべき場所を区別して歯肉形成を行う．前歯部歯肉が主体となるが，小臼歯までは会話時などにみえることもあるので，小臼歯部までを対象とする．

前歯部

① 歯頸線の位置：年齢相応に付与する．
② 歯間乳頭の位置・形態：年齢相応に付与する．
③ 前歯部唇面では天然歯列と同様に歯根相当部位を隆起しているように形成する．
④ 歯肉にみられるスティップリングを付与する．

口蓋

① **S状隆起**をつける．S状隆起は［S］音に**影響**を与える．また，同部の矢状断形態がS字状である（図48-1）．
② 横口蓋皺襞（すうへき）を形成する．これにより発音，食塊形成が容易になる．
③ 口蓋部は発音試験により，最終的に形態を修正する．

床翼形態

① 唇頬側床縁部は**コルベン状**に形成する（図48-2）．
② 歯頸部から床縁までを**凹彎**に形成する（図48-3）．

臼歯部

- 臼歯部頬側面，上下顎舌側面の歯頸部形態は，審美性よりも機能面を重視し，なだらかに歯肉形成を行い，食物残渣の停滞に留意する．
- 患者の口腔内の状況を歯肉形成（形態）に転写する方法としてフレンジテクニック（p.4参照）がある．

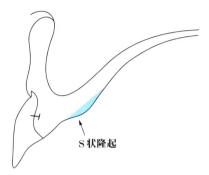

図48-1　S状隆起の与え方
歯頸部から口蓋部へ向かってわずかに豊隆を設ける．

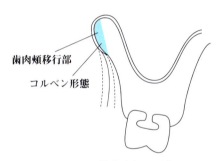

図48-2　義歯床縁の形態
歯肉頰移行部を境に頰側に向かってコルベン形態を付与する．

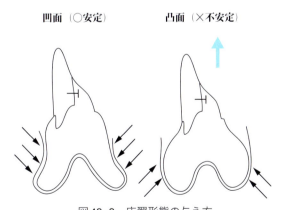

図48-3　床翼形態の与え方
床翼が歯肉縁から歯肉頰移行部にいたる形態は凹面に形成する．

49 蠟義歯の試適

　義歯を装着する最後の点検として蠟義歯の試適を行う．この時点における排列や歯肉形成の不備は比較的容易に修正可能であるが，これ以降では修正が困難となる．

診　査

1 義歯外形線の診査
- 維持，安定の程度を診査する．
- なお，咬合床や蠟義歯は模型を**ブロックアウトしてつくっているので脱落しやすい**ことに注意．
- このとき，ブロックアウトしていないにもかかわらず明らかに維持がないときは再度，印象する．

2 審美性の点検
- 前歯の選択が適正か，前歯の大きさ，正中線，被蓋関係をみる．
- 人工歯の排列位置および歯肉の形態の診査

3 咬合関係の診査
- 咬合採得の不備を発見する．
- 中心咬合位で嵌合させ，上下顎歯列間にスパチュラなどを挿入し，義歯床の安定性を診査する（転覆試験）．
- 不安定であったり，顎位が正しく採得されていなければ，再度チェックバイトを行って下顎模型のリマウントを行い再排列へ．

4 発音機能の診査
- パラトグラム（パラトグラフィー）によって確認する（図49-1，2）．
- 標準日本語音の分類表，国際音声記号の対照表はp.163参照．

試適時に行われる蠟義歯の排列

1 前歯部のみの排列
- 前歯人工歯の選択をとくに確認したい場合

2 前歯部と，臼歯の一部の排列
- 上下前歯と上下顎いずれかの臼歯排列を行い反対側は蠟堤の状態で試適する．
- この方法は異物感の大きい咬合堤に比べて自然感の高い蠟義歯を用いて咬合を確認しようとするもの
- ただし，前歯・臼歯をすべて排列して試適する方法よりも異物感は大きい．

- 不備があったとしても，上下の臼歯の斜面に誘導されにくい確認方法である．

3 前歯部・臼歯部すべての排列

- すべての人工歯を排列して最終的な確認をとる方法であるが，咬合関係に問題があっても数回の咬合のうちに人工歯に誘導されてしまうので，細心の注意を払って診査する．

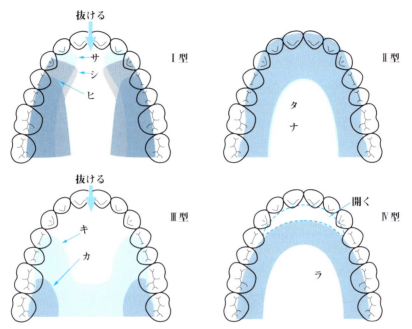

図49-1　パラトグラム
有歯顎者について求めた日本語の歯列を含むパラトグラムの標準型を接触パターンにより分類した（山縣，1987）．

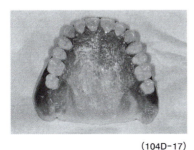

(104D-17)
図49-2　「カ」の発音

> **パラトグラムの覚え方**
> まず
> ① ・サ・シ・ヒ（Ⅰ型）
>   ・タ・ナ（Ⅱ型）
>   ・カ・キ（Ⅲ型）
>   ・ラ（Ⅳ型）
>   のグループで覚える．
> ② ・サ・側切歯，シ・犬歯，ヒ・第一小臼歯が前方の縁で，このグループは中央が抜けていることが特徴
>   ・タ・ナ（Ⅱ型）は**口蓋の部分が抜けている**．ラは口蓋の部分が抜け，前歯が接触しない．
>   ・カは**大臼歯しかあたらない**．

50 埋　　没

埋没法

1　アメリカ法
- 作業用模型をフラスク下部に，人工歯などをフラスク上部に埋没する方法
- ■ 適応：レジン床義歯
- ■ 特徴
  - ワックスの除去，レジン分離材の塗布，レジン塡入が容易
  - 塡入時，十分なプレスが可能
  - プレスが不足して，フラスク上部と下部にレジンのバリが生じると，人工歯と粘膜面との位置関係が狂い，咬合高径が増加する恐れがある．

2　フランス法
- 作業用模型と人工歯，口蓋床などをともにフラスク下部に埋没する方法
- ■ 適応：金属床義歯
- ■ 特徴
  - 人工歯，維持装置，粘膜面との相互の位置関係を一定に保つ．
  - 模型のアンダーカットに関係なく埋没することができる．
  - 流蠟，塡入操作が繁雑である．

3　アメリカ・フランス併用法
- ■ 適応：金属床義歯（こちらの方が多い）
- ■ 特徴
  - 人工歯を上部に，模型と口蓋の金属床を下部に埋没する．

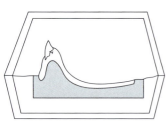
アメリカ法

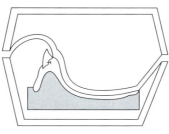
フランス法

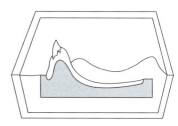
アメリカ・フランス併用法

図50-1　埋没法

フラスク

1 加熱重合レジン
- フラスク上下部の接合面が緊密に接触するフラスクを用いる．

2 流し込みレジン
- レジン注入口，流出口を設けるため，フラスク後縁が窓開けされている．

3 射出成形レジン
- 専用のフラスクが用意されている．

埋没に用いる材料

1 加熱重合レジン（図50-2）
① 一次埋没：普通石膏
② 二次埋没：蠟義歯の外表面を超硬石膏で一層覆い，レジンの表面あれを防止し，掘り出し操作を容易にする．

2 流し込みレジン（図50-3）
- 当初，寒天を用いていたが，現在では，シリコーンラバーが一般的である．

3 射出成形用レジン
- 超硬石膏

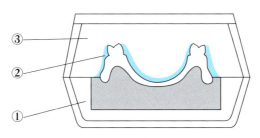

図50-2 埋没

レジン重合後，完成した義歯の掘り出しを容易にし，義歯床表面の気泡の予防を目的として，①～③を行う．
① 一次埋没：模型部分の埋没（普通石膏）
② 二次埋没：蠟義歯部分の埋没（超硬石膏：色がついているものがよい）
③ 三次埋没：最終埋没（普通石膏）

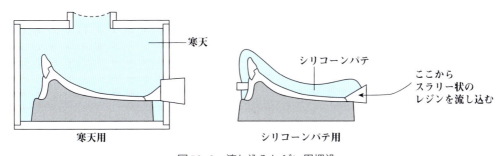

図50-3 流し込みレジン用埋没

51 床用レジン

レジンとは合成樹脂のことで，重合とはこの高分子を固めることをいう．床用レジンの種類には加熱重合レジンと常温重合レジンとがある．

床用レジンの種類

1 加熱重合レジン

1 液
- モノマー（単量体）・メチルメタクリレート（**MMA**）で，液中には重合禁止剤（ハイドロキノン）が添加されている．

2 粉末
- ポリマー（多量体）・ポリメチルメタクリレート（**PMMA**）で，平均分子量50万～100万，平均粒度40～80μmであり，**重合開始剤（BPO：過酸化ベンゾイル）**を含む．

3 重合
- 加熱することによって，粉末に含まれている**重合開始剤（BPO：過酸化ベンゾイル）**が分解し，**ラジカル重合**により重合が進行する．

4 粉液比
- モノマーとポリマーの粉液比は，**体積比で約3：1，重量比で約2：1**である．

5 塡入時期
- モノマーとポリマーとを混和すると，次のように変化する．

    しめり砂状期 ── 糸引き状期 ── **餅状期** ── ゴム状期
    （wet sand）　　（sticky）　　（dough）　　（stiff, rubber）

- 塡入に適した状態は，**餅状期**である．

> ■ 餅状に到達する時間に関与する因子
> ① 温度：高いほど短い．
> ② P/L比：大きい（モノマーが少ない）ほど短い．
> ③ ポリマーの粒度：小さい（粉の粒が小さい）ほど短い．
> ④ ポリマーの分子量（重合度）：小さいほど短い．

2 常温重合レジン

1 液
- モノマー（単量体）・メチルメタクリレート（MMA）で，液中には重合禁止剤（ハイドロキノン），重合促進剤（芳香族3級アミン）が添加されている．

2 粉末
- ポリマー（多量体）・ポリメチルメタクリレート（PMMA）の平均分子量は30万～80万，平均粒度は50μm．重合開始剤（BPO：過酸化ベンゾイル）を含む．

3 重合
- 粉中の**過酸化ベンゾイル**と液中の**3級アミン**が反応して，**ラジカル重合**によって室温で重合が進行する．

3 熱可塑性レジン
- ポリスルホン
- ポリカーボネート
   MMAレジンと同等の修理ができる．

加熱重合レジンと常温重合レジンの比較

表51-1 加熱重合レジンと常温重合レジン（流し込みレジン）の比較

諸性質	加熱重合レジン	常温重合レジン
PMMA（粉末）の平均分子量	大きい（30万～80万）	小さい（約40万）
PMMA（粉末）の粒子径	大きい（30～80μm）	小さい（25～50μm）
液への促進剤の添加	なし	あり（第3級アミン）
粉液比	大きい（液量が少ない）	小さい（液量が多い）
重合開始機構	熱によるBPOの分解	3級アミンによるBPOの分解
重合反応	ラジカル重合	ラジカル重合
硬化したレジンの分子量	大きい	小さい
未反応モノマー	少ない（0.2～0.5%）	多い（3～5%）
為害作用	少ない	多い
硬化時の収縮	大きい（0.3～0.5%）	小さい（0.2%）
適合性	やや不良	良好
機械的性質	良好	やや不良
耐変色性	良好	やや不良
重合収縮	体積収縮率7% 線収縮率2% 実際0.3～0.5%	線収縮率0.24%

（中嶋 裕ほか監修：スタンダード歯科理工学，学建書院，2014より一部改変）

重合法

1 加熱重合法

- **過酸化ベンゾイル**（重合開始剤）は**約70℃で分解**するので，これ以上の加熱を行えば重合が開始される．
- ただし，90〜100℃の高温で加熱すると，周囲の温度に加えて重合に伴う反応熱が加わり，**モノマーの沸点**（100.8℃）を超えて，レジン内部の温度が上昇し，気泡を発生する原因となる（図51-1）．
- 重合槽を用いて以下の条件で重合を行う．
    ① 60〜70℃で60〜90分間，100℃で30〜60分間
    ② 70℃で24時間（低温長時間重合：重合度が高く精度がよい）
- 重合が終了したフラスコは，室温になるまで放冷する．
- レジンと石膏の膨張係数の差は大きく，急冷するとレジン内部に応力が発生し，義歯を掘り出したときに解放されて変形の原因となる．

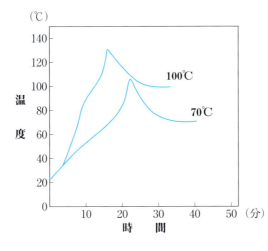

図51-1　床用レジンの重合熱と発熱時間

(西山　實ほか監修：スタンダード歯科理工学，学建書院，2005)

2 流し込み法

- **常温重合アクリルレジン**の**成形法**の1つである．
- P/L比を小さくした状態で混和したスラリー状の常温重合レジンを石膏，シリコーンラバー，寒天などで製作した型に流し込んで重合を行う．
- 重合時に1.5〜3 kgf/cm²に加圧し，40〜50℃程度に加熱する．これにより重合が促進され重合度も高められる．

3 射出成形法

- **常温重合アクリルレジン**の**成形法**の1つである．
- 油圧式の射出注入装置により石膏型のなかに餅状レジンを射出注入して重合する．
- 加圧下で重合硬化させるので，気泡発生を効果的に抑制する．また，流し込み法と比較しモノマー量が少ないので，**残留モノマーは少ない**．

52 咬合器再装着

咬合器再装着について目的と方法を理解する．

レジン重合時には**重合収縮に伴うひずみ**が発生する．このひずみは**重合収縮**によって**縦方向にも横方向にも発生**し，排列時に咬合していた人工歯が咬合しなくなるので，フラスクを**開輪**したのち咬合器に再装着して咬合調整を行う．

また，上・下のフラスクの嵌合精度が低いと元の蠟義歯より咬合の高い義歯ができてしまうので，これを補正する．

再装着（元に戻す）方法…2つある

1 スプリットキャスト法 （P.95，図35-3参照）
- 作業用模型ができあがったあとに**模型基底面にくさび状の切れ込み**を入れる．
- フラスクに埋没し，重合が終わったあとに模型を温存し，咬合器にそのまま装着する．

■ 特 徴
- 再装着に伴って**技工室だけで行える**合理的な方法
- フラスクからの削出時に模型を壊さないように注意する（模型をアルミホイルやティッシュペーパーなどで包むと容易に埋没用石膏から分離する）．

2 Tenchの歯型 （図52-1）
- 蠟義歯完成後，**咬合器上で石膏にて歯型を採得する**（上顎の位置情報の保存）．
- 掘り出し後，**再度患者**に来院してもらい**ワックスにてチェックバイト**を採得し（下顎の位置情報を採得），咬合器に再装着を行う．
- このとき，ワックスチェックバイトの嵌合して薄くなった部分の厚さを計測しておくと削合量が求められる．

■ 特 徴
- **装着までに一度試適**をしなければいけない．

> **ワックスチェックバイトとは**
> - ワックスチェックバイトとは下顎義歯を咬頭嵌合で再装着するために用いる．**顆路を計測するためのチェックバイトとは異なる**ので注意する．

> **チェックバイトとは**
> - 咬み合わせを記録することである．

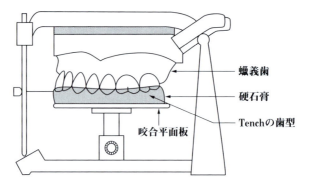

図52-1　Tenchの歯型採得
レジン重合後の咬合調整（削合）時に咬合器に再装着するために行われる方法

3 フェイスボウトランスファー

- 上顎義歯の再装着のためにフェイスボウトランスファーを行い，下顎義歯の再装着のためにワックスチェックバイトを採得する．

■ 特　徴

- 一般的な方法ではないが，スプリットキャスト法を行うべく準備したが，模型を損傷させてしまい，Tenchの歯型も準備していないときなどに行う．

53 削　合

削　合（図53-4〜7）

1 目　的
- 重合収縮による咬合の狂いを是正する．

2 種　類
- 選択削合，自動削合がある．

1 選択削合
- 咬合紙とマイクロモーターを用いて部分的に咬合面を削除する．
① 中心咬合位の削合
- なるべく**咬頭を温存**する（溝，隆線を削る）．
- 上顎 VS 下顎の場合は**下顎を削り**，上顎機能咬頭を温存する．
② 側方運動の削合
- **作業側**は **BULL の法則**
  上顎頬側咬頭内斜面と下顎舌側咬頭内斜面（非機能咬頭を削るという考え方）
- **平衡側**は**機能咬頭内斜面**（通常，下顎を削る）

2 自動削合
- 上下咬合面間にカーボランダムグリセリン泥を介し，咬合面全体を同時に削除する．

咬合小面（Gysi）

1 咬合小面には
- 前方咬合小面・後方咬合小面・平衡咬合小面がある（図53-1）．

2 咬合小面の数（図53-2）
① **機能咬頭**：前方・後方・平衡咬合小面の**3小面**
② **非機能咬頭**：前方・後方咬合小面の**2小面**

3 咬合小面の接触滑走
① 前方運動時には上下顎の前方咬合小面が接触滑走する．
② 側方運動時には上下顎の前・後方咬合小面が接触滑走する．
③ 側方運動時の**平衡側**では上下顎の**平衡咬合小面**が接触滑走する．
- 適切に調節された咬合小面は滑走時に接触しているので，咬合小面の傾斜は下顎の運動方向と一致している．
- この傾斜角は矢状顆路傾斜角と矢状切歯路傾斜角によって決まってくる．

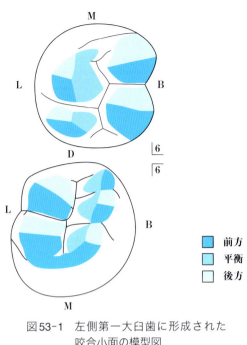

図53-1 左側第一大臼歯に形成された咬合小面の模型図

- **よく観察しよう**
  下顎の前方（近心）にあるのが前方咬合小面，後方に後方咬合小面
  上顎は位置が逆で，前方に後方咬合小面，後方に前方咬合正面
- **まとめ**
  下顎：小面の名称と前後関係が同一
  上顎：小面の名称と前後関係が逆
  平衡咬合小面→機能咬頭内斜面

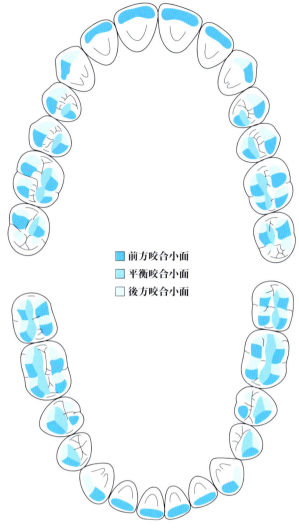

図53-2 咬合小面の模式図

- 前方運動したときに前方咬合小面が接触する．
  （▶だから上顎前歯の後ろに前方咬合小面があるのです．後方運動では接触しませんね．）
- 歯が横を向きはじめると2小面になる（前・後咬合小面）
- 機能咬頭は3小面（すなわち臼歯）

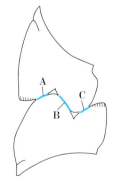

A：上顎頰側咬頭内斜面と下顎頰側咬頭外斜面
B：上顎舌側咬頭内斜面と下顎頰側咬頭内斜面
C：上顎舌側咬頭外斜面と下顎舌側咬頭内斜面

図53-3 人工歯の基本的な接触
人工歯の基本的な接触関係を覚えて，削合時に温存しながら咬合調整を行うようにする．

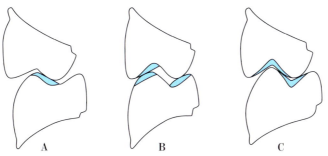

図53-4 中心咬合位における削合方法（1）
ともに早期接触が発生した状態であるが，削合して咬合小面ができるように削る．

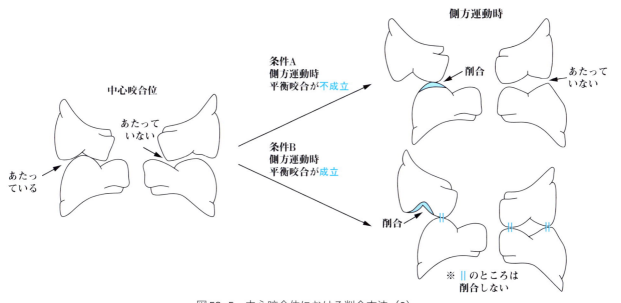

図53-5 中心咬合位における削合方法（2）
中心咬合位で早期接触を起こしていても，すぐに該当部位は削合せずに，側方運動時の接触を含め咬合調整を行う．

> **ポイント**
> - 機能咬頭はなるべく削合せず，溝，隆線を削合する．
> - 上顎か下顎かを選ぶ際は，下顎を削合する

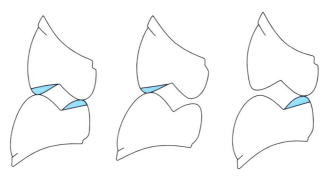

図53-6　作業側の削合部位
BULLの法則によって，削合を行う．すなわち，機能咬頭は温存し，**非機能咬頭を削る**．

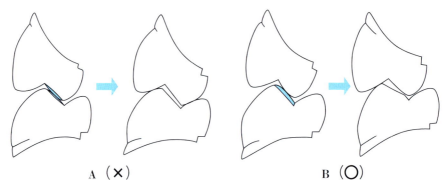

図53-7　平衡側の削合部位
平衡側での咬頭干渉は機能咬頭内斜面に発生する．この部位は中心咬合位を支える重要な部位である．
Aのように上下顎の両面を削合してしまうと中心咬合位のときに大きな間隙が発生するので，Bのように**下顎を削るのが合理的**である．

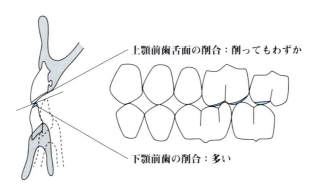

図53-8　前方咬合位での臼歯部の選択削合の部位
前方咬合運動時での早期接触部は前方咬合小面に出現する．臼歯部は側方咬合運動時にすでに削合されているので，一般に，咬合紙による印記部はわずかしか出現しない．臼歯部に咬頭干渉がある場合には**BULLの法則**と，上顎頬側咬頭および下顎舌側咬頭に前方咬合小面をつくるように削合する．

54 装着

> 装着時診療の流れ
> ① 口腔内に装着し，適合性，床縁の長さ，維持などを点検する．
> ② 咬合関係，安定性，発音，審美性などを点検する．
> ③ 患者に義歯の取り扱い，口腔内と義歯の清掃法，疼痛が生じたときの注意などを説明する．

義歯床の適合性の確認

① 上下顎別々に義歯を試適し，手圧により診査する．
② 適合試験材の硬化後に試験材の厚さを検査し，顎堤粘膜の被圧変位量と調和した粘膜面であるか点検する．

義歯床の維持・安定の確認

1 床縁の長さ

- **長すぎると**：機能時に義歯は**離脱**する．
- **短いと**：十分な吸着が得られず，義歯は**離脱**する．

1 上顎義歯の診査

① 義歯床後縁と翼突下顎ヒダの確認
- 最大開口させる．発音させる．長ければ疼痛を訴える．

② 頰側床縁と頰筋付着部，頰小帯の確認
- 口唇を突出させる．口角を牽引させる．

③ 唇側床縁と口輪筋の付着部，上唇小帯の確認
- 上唇伸展・口唇突出させる．

2 下顎義歯の診査

① 頰側後縁と咬筋の確認
- 閉口させ軽く咬合させる．咬筋切痕がうまく形成されていなければ疼痛を訴える．

② 頰側床縁と頰筋付着部，頰小帯の確認
- 口唇を突出させる．口角を牽引させる．

③ 唇側床縁と口輪筋，オトガイ筋の付着部，下唇小帯の確認
- 下唇伸展・口唇突出させる．

④ 舌側床縁，顎舌骨筋付着部，舌小帯，オトガイ舌筋の付着部の確認
- 舌を挙上させる．舌を突出させる．左右の口角を舌尖で押す．

2 床翼の厚さ
- 歯肉頰移行部と機能的に調和していなければ，十分な辺縁封鎖は得られない．
■ 上顎義歯の頬側後方床翼と筋突起との関係
- 側方運動を行わせ平衡側で診査を行う．
- ほかの部分（下顎も含む）は床縁の調整とともに行う．

3 床研磨面の形態
- 研磨面の形態としては，義歯床翼の形態は**凹形態**となることが好ましく，歯肉頬移行部から床翼にかけて**コルベン形態**が付与されているべきである．
- この点に関しては蠟義歯の試適で診査されていなければならないことであるが，**床縁の長さの調整を行い形態のバランスを失っている**ところもあるため**再度調整**を行う．

義歯床の維持不良

1 上顎義歯

1 口蓋後縁の位置の不良
① 前方すぎる．
- 床縁が骨口蓋上にあると，ポストダムが無効である．

② 後方すぎる．
- 床縁が可動部まで延長していると，発音時など軟口蓋が挙上したときに床が離脱する．

③ 位置がよいのに落ちる．嘔吐反射を誘発する．
- 適合不良が疑われる．

2 ポストダムの不足

3 口蓋隆起部のリリーフ不足

4 辺縁封鎖の不足
- 上唇小帯部などを過剰に回避した場合，辺縁封鎖が破れやすくなり離脱する．

5 床縁が短い
- 上顎結節を十分に覆えていない．

2 下顎義歯

1 床縁が長すぎる
① 舌運動開口時の浮き上がり
② 顎舌骨筋と舌側床縁の不調和

2 床縁が短い

① 臼後結節を十分に覆えていない．
② 唇側床縁が短い．
③ 舌下半月部が短い．

咬合診査

① 中心咬合位での咬合接触
② 偏心咬合位（側方・前方）での咬合平衡
- 咬合調整量が多い場合は，チェックバイトを採得し，咬合器に再装着（リマウント）して削合を行う．

■ リマウント
- 義歯を咬合器に再装着すること．一般的に重合後に行うが，装着後に行って咬合調整を行うこともある．

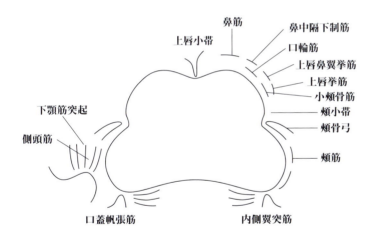

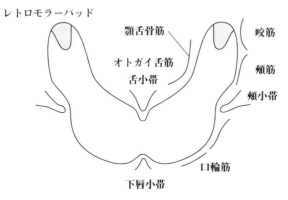

図54-1 筋肉と義歯の関係

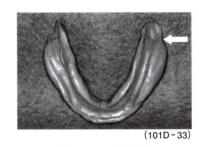

図54-2 咬筋切痕

55 術後教育

義歯の慣れについての説明

- 大部分の患者では一時的なものであるが，障害が生じることがある．十分に説明し，**通常は1～2週間程度**で**正常**に戻ると説明する．
① **嘔吐反射**や吐き気が起こる．
② **発音障害**が起こる：異物感，口腔内形態の変化，唾液の過剰分泌のため
③ 唾液の量が一時的に増加する．

全部床義歯を使いこなす練習

① 前歯で食物を咬まないこと：前歯部顎堤に圧が集中し，上顎前方部の顎堤，歯槽骨の吸収，義歯の不安定，顎堤粘膜の異常が起こる．
② 食物は小さく切って，左右側に同時に入れて，咬む時間を長くする．
③ 下顎前歯の舌側面に舌の先端を接触させて開口するように練習させる．これによって安定した維持力が得られる．
④ 義歯を舌でもてあそばないようにする．

義歯および口腔内の清掃

- 義歯だけでなく，義歯周囲の軟組織に対する家庭療法の重要性を教える．
- 日常の手入れによって，口腔内組織の義歯性外傷を予防する．
- 義歯性口内炎は，義歯による直接の外傷だけではなく，真菌や細菌によっても起こる．とくに *Candida albicans* が関与する．

1 義歯の清掃

- 義歯の清掃は**デンチャープラーク**への対処である．
① 食渣や歯石，着色などの除去
② 義歯の殺菌，消毒
③ 義歯に付着する細菌性プラーク（デンチャープラーク）の除去
④ 歯ブラシによる清掃と同時に義歯洗浄剤を併用する．
　歯ブラシによる機械的清掃をするため，義歯粘膜面と研磨面を石鹸溶液をつけた義歯用ブラシで清掃する．
⑤ 清掃は，水を張った洗面器の上で行えば義歯を落としても破損の危険が少ない．
⑥ 義歯洗浄剤の使用（化学的清掃）．夜間は義歯洗浄剤の溶液中に保管する．

> ■ 義歯洗浄剤
> ・次亜塩素酸系────アルカリ性．漂白・殺菌に優れる．
> ・過酸化物系─────次亜塩素酸系より弱い．金属を変色させる．
> ・酵素系───────残渣の分解・脱臭に優れる．漂白に弱い．
> ・生薬系───────脱臭・除菌に優れる．洗浄力が弱い．

2 口腔内の清掃

① 安静にする時間を設け，義歯床下粘膜の安静，角化の増加，粘膜変化の予防をする．

② 軟らかい歯ブラシ，軟らかい布などを用いて口腔内を清掃し，食物や上皮の残渣を除去する．口腔粘膜の健全な角化を促進させるために適度の機械的刺激を与えるように，顎堤粘膜と舌をマッサージする．

義歯の取り扱い

1 着脱時の注意

- 最初に下顎義歯を挿入し安定させる．
- 一般に，下顎義歯のほうが大きく，口腔内に挿入するときに顔面筋を伸長させるので，先に上顎義歯を装着してあると筋肉の緊張で脱落しやすい．

2 就寝時（睡眠時）の注意

① 一般的には，義歯床下粘膜の安静のため睡眠中は義歯をはずしておくように指導する．

② 義歯を口腔外にはずしておく場合には，義歯を清掃してから，乾燥による床用レジンの収縮を防ぐため，室温の水を入れた容器中に保管する．

③ 顎関節や耳，頸部の筋肉に疼痛や不快を訴える患者には，睡眠中も義歯を装着させる．このとき，
- 起きている間に義歯をはずしておく時間を設ける．
- はずしたときに粘膜のマッサージなどを行うように指導する．

定期検診の重要性

- 咬合や粘膜面の経時的変化は無症状で，患者自身が気づかないうちにも徐々に進行するので，定期的な検診が必要であることを理解させる．

56　装着後のトラブルと調整法

床下粘膜の疼痛

1　急性症状

床下粘膜の過圧，圧迫が急性に生じ，限局した範囲にある（図56-1）．

1　原因
① 咬合の不調和：咬頭斜面に誘導された義歯が動揺し，疼痛が生じる．
② 義歯粘膜面による部分的な過圧（顎粘膜の厚さや硬さによる）
③ 床縁が長い．

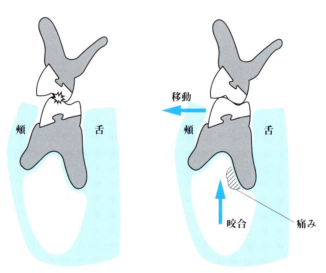

図56-1
早期接触部があると咬頭斜面に誘導されて粘膜上を床が動揺する．そのため，床外形や適合がよくても，床下粘膜に疼痛が起こる．とくに下顎義歯では，**臼歯部の早期接触の反対側舌側に過圧，疼痛が生じる**．

2　処置
① 問診：疼痛の種類，発生時期，誘因など
② 視診：口腔内で発生した発赤，潰瘍などを診査
③ 適合試験
 ・シリコーンペースト：適合を定量的に診査．コストが高い．
 ・P.I.P.：適合を定性的に診査
 ・ディスクロージングワックス：適合を定量的に診査
④ 試験材料が薄く，床が露出している部分を削合

■適合試験時に
- 義歯で咬合させると咬合による義歯の偏位を含めた診査
- 義歯を咬合させないと義歯粘膜面本来の診査となる．
⑤ オトガイ孔，切歯乳頭，大口蓋孔などでの神経・血管の圧迫の有無の診査

2 慢性症状

疼痛が放散性で部位がはっきりしない．

1 原因

■咬合高径の過大
- 顎堤全体に痛みと発赤，表情筋の疲労感，面長な感じ，咬合音が気になる．

■異常機能的習慣（parafunctional habits）
① ブラキシズム
② クレンチング
- 強い力で繰り返し持続的に咬合接触するので負担過度になる．
- 床の粘膜面や咬合に不備がないのに床下粘膜に発赤，痛みが生じる．
- 装着早期に咬耗が認められる場合，注意が必要である．

2 対策

① 適切な咬合高径に調整する．
② 就寝時に義歯を装着している場合，上顎か下顎のどちらかの義歯をはずさせる．
③ 咬合圧や義歯の動揺を減ずる処置を行う．

口腔内の痺れ感，灼熱感，電撃様疼痛

① オトガイ孔の圧迫
② 下顎管の圧迫 ｝ リリーフによって対処する．
③ 切歯乳頭の圧迫

嚥下痛（嚥下困難）

① 下顎義歯の舌側床翼後縁 ｝ 長すぎる．
② 上顎義歯のハミュラーノッチ部
③ 嚥下困難：咬合高径の過大，咬合の不調和

維持不良

1 全体的
① 口腔内の乾燥
② 唾液の過剰分泌
③ 顎堤粘膜が硬く薄い．
④ 咬合の不調和

2 上顎義歯
① 咬合の不調和：咬合採得の不備で，義歯の中心咬合位と患者本来の中心咬合位が一致しない，臼歯部の咬耗により前歯の咬合が強いなど
② 口蓋後縁が短く，封鎖が不適切
③ 骨隆起部，口蓋中央部のリリーフが少ない．
④ 義歯の過延長
⑤ 辺縁封鎖の不足

3 下顎義歯
① 床縁の過延長
② 床縁の延長不足
③ 咬合の不調和
④ 舌位置の悪習慣

■対処としては上記の諸問題を改善するように調整を行う．

表 56-1 装着後の調整

主 訴	形態に関連する内容	機能に関連する内容
咀嚼時疼痛	過長な床縁 義歯床粘膜の不適合 リリーフ不足	咬合不調和による義歯の動揺 （咬合採得の不備）
維持・安定の不良	過長もしくは短い床縁 不良な床縁形態 リリーフ不足 不十分なポストダム	咬合不調和による義歯の動揺 （咬合採得の不備）
咬 舌	舌側寄りの臼歯部人工歯排列 舌背より低い臼歯部人工歯排列 人工歯の水平被蓋不足（舌側咬頭）	低すぎる咬合高径 慣れが不十分
咬 頬	人工歯の水平被蓋不足（頬側咬頭） 頬側寄りの臼歯部人工歯排列	低すぎる咬合高径 慣れが不十分
構音障害	人工歯排列位置の不良 口蓋形態の不良	高すぎる咬合高径 慣れが不十分

（市川哲雄ほか編：無歯顎補綴治療学 第3版，p.243，医歯薬出版，2016より改変）

咬合採得のエラーに伴う咬合調整の難しさ

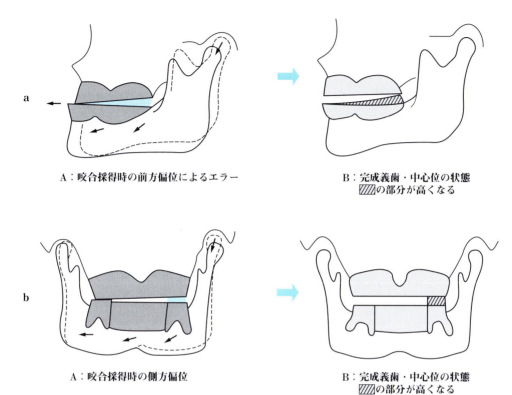

A：咬合採得時の前方偏位によるエラー
B：完成義歯・中心位の状態 ////の部分が高くなる

A：咬合採得時の側方偏位
B：完成義歯・中心位の状態 ////の部分が高くなる

図56-2 咬合採得時の下顎の偏位によるエラー
Christensen現象を含む咬合のエラーとなるので，咬合位のずれとともに偏位した対側の早期接触が発現し，調整が困難となる．
(山縣健佑，黒岩昭弘：図説無歯顎補綴学，学建書院，2004)

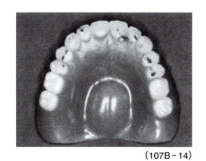
(107B-14)

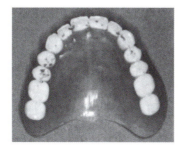

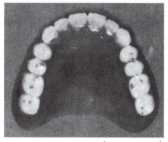
(106B-50, 51)

図56-3 咬合診査
咬合診査が行われたら，前歯のあたり，左右臼歯のあたりをチェックする．

57 義歯・人工歯の破折

義歯床破折

1 好発部位
上顎下顎ともに正中付近が多い（図57-1）．

2 原　因

1 義歯を床や洗面台などに落下
- これを防ぐには，水を張った洗面器上で義歯清掃を行うように指導する．

2 応力の集中による床材料の疲労
- 咬合力による曲げ応力が繰り返し加わるため

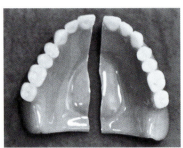

（107B-51）
図57-1　義歯の破折

① リリーフの不足
- 口蓋隆起，口蓋正中縫線などの顎粘膜の菲薄な部分に床があたっていると，咬合力が加わったときに該当部が梃子の支点となり破折する．

② 小帯部の床翼の切痕
- 上唇小帯，下唇小帯，舌小帯を回避するための切れ込みが深い場合は，義歯が構造的に弱くなる．
- このようなときには身体的に問題がなければ小帯切除術を行い，何らかの支障がある場合には義歯の補強を行う．

③ 義歯床の不適合
- 顎堤が吸収したり，軟弱になって床が沈下すると，相対的に口蓋隆起などが強く接触し，シーソー運動が起きる．

④ 人工歯排列位置の不良
- 頰側に寄りすぎていると，顎堤頂（支点）の外方に力が作用して破折の原因になる．

⑤ 人工歯咬合面の咬耗
- 機能咬頭が逆（アンチ）モンソンカーブ（p.6，図4-1）となり，上顎頰側咬頭が突出し，力が集中する．咬合面の再形成が必要となる．

人工歯破折，破損，脱落

1 部　位
- 上顎前歯部，第一大臼歯，第二大臼歯に多い．

2 原　因

1 破折，破損
① 咬合調整によって人工歯が薄くなった．
② 不用意に硬いものを咬んだ．
③ 義歯を落下させた．
④ 大きな外力（転倒などによるもの）による．

2 まれな原因
① 咬合の不均衡や早期接触：応力が局部に集中し，繰り返し加わるために材質が疲労し破折する（長期）．
② 咬合面形態の不良：削合や咬耗による鋭縁に応力が集中し破折する（初期〜長期）．
③ 技工操作の不手際によるもの（初期）
④ 義歯の重合操作などの誤り：レジン塡入や義歯取り出し時に不当な力を加えると人工歯に亀裂を生じる（初期）．

3 脱　落
① 義歯重合時にレジン分離剤やワックスなどが人工歯基底面や維持装置に付着していると，床との結合が不十分になる．
② 維持孔へのレジン塡入不良による．

修理法

■ 義歯の破折に対する修理方法
① 破折面の適合を確認し，瞬間接着剤を用いて仮固定する．
② 義歯の粘膜面に石膏を注ぎ，模型を製作する．
③ 模型上で破折面を少量削合し，新鮮面を出す．
④ 即時重合レジンを添加する．
⑤ 形態修正および研磨を行う．

58　床裏装法

床裏装法には**リライン**と**リベース**があり，**義歯を裏打ちする**のが**リライン**，義歯を人工歯だけ残して義歯床部を一新するのが**リベース**である．

床裏装法

1 目 的
- 適合不良となった義歯の粘膜面に新しい材料を付加して再適合をはかる．

2 適応症
- 人工歯の位置・排列が適切で，適合調整が必要な場合

3 禁 忌
① 咬合関係が著しく不良の場合
② 咬合高径が極端に低い場合
③ 審美性が劣る場合

4 利 点
① 義歯の再製作に必要な手間が省ける．
② 患者が使い慣れた義歯をつづけて使用できる．

術式の種類と特徴（図58-1）

1 リライン（直接法）

- リライン用の常温重合レジン，光重合レジンを床の内面に塗布し，患者の口腔内に圧接して裏装する方法
- リライン材には硬質と軟質があるが，通常は硬質を使用する．軟質は顎義歯の栓塞部（obturator）に使用する．

1 利 点
① 義歯を預からないでチェアサイドで処置できる．
② 機能的な印象面そのものが床粘膜面になる．

2 欠 点
① リライン材の流動性が小さいと，均等な圧接が困難で，とくに上顎では床が厚く，咬合高径が大きくなる．
② レジンを粘膜に圧接するので，圧が不十分でレジン面があれやすい．
③ 強度が劣る．
④ 常温重合レジンの場合，顎堤のアンダーカットが大きいと，レジン硬化後の撤去が困難になる．
⑤ モノマーの刺激や反応熱のため患者に灼熱感などの不快感を与える．

2 リライン（間接法）（図58-2）

① 義歯床の粘膜面に印象材を盛って印象採得する（粘膜調整材によるダイナミック印象でもよい）．
② 印象に石膏を注入して模型を製作
③ リライン用のジグに装着し，コアを採得
④ 印象材の部分をレジンに置き換える．

要点：粘膜面（印象面）と咬合面の位置関係を変化させない．

1 利 点

① 印象材を自由に選択できる．
② 適切な材料や操作法を用いれば，義歯の機能時の粘膜の状態を床面に再現できる．

2 欠 点

印象の部分をレジンに置き換えるときに床粘膜面と咬合面の位置関係が狂う危険性がある（直接法に比べると少ない）．

3 リベース（改床法）

- 不適合になった義歯床の再適合法であり，義歯の**人工歯をそのまま残し，義歯床部を新たな材料に置き換える**（人工歯の再利用と考えよう）．

1 適応症

- 人工歯に陶歯を用いた場合で，咬合関係に不備はないが，義歯床の劣化が著しいとき

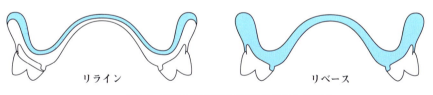

■：新規の床用材料で置き換えられる部分

図58-1 リライン（裏装）とリベース（改床）

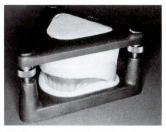
間接法として印象採得を行い，リライン用のジグに装着

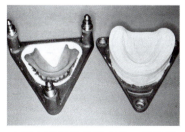
上弓と下弓を分離させ，印象材を除去

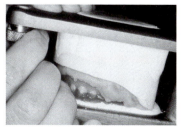
印象材が除去され，できあがったスペースに新しいレジンを填入

図58-2 リライン用のジグ
（山縣健佑，黒岩昭弘：図説無歯顎補綴学，学建書院，2004）

59 金属床義歯

金属床義歯について特徴と製作手順を理解しよう．
義歯床の材質を把握する．
- MMAレジン
- ポリサルホン
- 金属（金合金・パラジウム合金・Co-Cr合金・チタン・チタン合金など）

各床用材料の特徴（表59-1, 2）

表59-1 床用材料の利点・欠点

床用材料	利　点	欠　点
MMAレジン	粘膜面の適合調整が行いやすい． 補修，とくに追加がしやすい． 削りやすい．	吸水性がある． 着色する（床用レジンでは変色）． 煮沸できない（熱可塑性の樹脂）．
ポリサルホン （熱可塑性）	優れた機械的性質をもつ． 吸水性が低い． 着色しにくい． 煮沸できる．	粘膜面の適合調整が行いにくい． 補修しにくい．とくにMMAレジンとは接着しない． 削りにくい．
金　属	優れた機械的性質をもつ． 薄くつくれるので異物感が少ない． 吸水しない． 熱の良導体である． 着色しにくい．	粘膜面の適合調整が行いにくい． 補修しにくい．とくにMMAレジンとは接着しない． 削りにくい． 高価である．

- 金属床でもメタルプライマーなどの塗布によってリラインや装着後のポストダムが行える．しかし，金属床のメリットは薄れてくる．
- 模型の該当部分を削ることによってポストダムを設けることができる．
- 義歯洗浄剤（過酸化物系）は金属の腐食作用があるので金属床には用いない（P.149参照）．

表59-2 金属材料の物理的性質

	金合金（TypeIV）	Co-Cr合金	チタン（3種）
比　重	16.9	8.4	4.5
硬　さ（HV）	260	360	220
弾性率（GPa）	100	200	126
伸　び（%）	7	3	11
引張強度（MPa）	800	720	640

（セレクト部分床義歯，学建書院，2012）

金属床の製作手順

① 概形印象採得
② 最終印象採得
③ 咬合採得
④ 蠟義歯試適
⑤ 試適後，金属床の範囲を決定し，口蓋面に穴を開け金属床の位置を転写する（図59-1,2）．
⑥ 耐火模型の作製
⑦ ワックスアップ
⑧ 鋳　造
⑨ 重　合
● アメリカ・フランス併用法で埋没される．

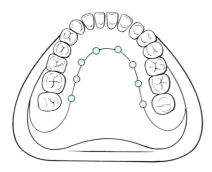

図59-1　蠟義歯上でのフィニッシュラインの位置決定
　蠟義歯完成後，金属部分とレジン部分の移行部（フィニッシュライン）を決定し，人工歯舌側歯槽部下縁に沿って基礎床に穴を開ける．

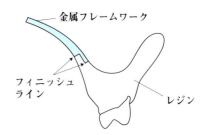

図59-2　金属床義歯の前頭断面

フィニッシュライン

■ レジンと金属のつなぎ目

● 金属とMMAレジンは接着しにくいため，つなぎ目を移行的にするとレジンが剥離するので（図59-3），フィニッシュラインを設定する．
● 研磨面を外フィニッシュライン，粘膜面を内フィニッシュラインとよび，外側はアンダーカットジョイント，内側はバットジョイントとする（図59-4）．

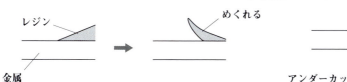

図59-3　つなぎ目を移行的にした場合

図59-4　フィニッシュラインの設定

60 義歯の種類

目的によっていろいろな名前のついた義歯がある．

最終義歯（永久義歯）

- 義歯装着後，調節以外は行わない最終的な義歯

即時義歯

- 抜歯の必要な歯があるとき，**抜歯前**に，抜歯後の状態を予測して模型を調整後，**義歯を製作**し，抜歯と**同時に装着する**義歯
- 装着に先立って修正した模型上で，透明レジンによってサージカルガイドプレートを製作して外科処置に備える．
- **抜歯創の治癒に伴ってリラインを行う**（p.157参照）．

1 利 点
① 義歯に対する**慣れが早い**．
② 欠損による機能的・審美的・心理的障害に対して有効
③ 残存した歯の形態，色調，排列，咬合状態などを義歯に再現できる．

2 即時義歯の製作方法

<$\frac{3|3}{7|7}$ が残存し，3│3 を抜歯して即時義歯とする場合>

① 印象採得
② 咬合採得
- 3│3 以外の部分で咬合床をつくり咬合採得を行う．
- 3│3 による顎位が定まらない場合，本義歯は治療用義歯としての役割を有することとなる．

③ 蠟義歯の試適
- 3│3 以外の試適であれば可能である．

④ 装着
- 装着に先立って抜歯を行う．
- 抜歯終了後，**サージカルガイドプレート**を装着し，圧迫を受けた歯肉やあたっている歯槽骨を整形する．
- 歯槽骨整形が終了した後，義歯を装着する．
- 咬合調整を行った後，義歯の説明を行う．

⑤ 経過観察

■ サージカルガイドプレートについて

　即時義歯は抜歯前に模型上で抜歯して（残存歯をバーで削って）義歯を製作するものなので，必ずしも完成義歯の粘膜面と顎堤粘膜が適合するとは限らない．残存歯の削除が終わった模型上で透明レジンを圧接してサージカルガイドプレートを作製しておく．

治療用義歯

- 顎運動や顎関節の異常，異常咬合習慣，低位咬合，フラビーガム，義歯性線維腫など，**疾病**や**症状**の**治療**を**目的**として使用される義歯
- 調整・修正が容易なように **MMA レジン歯**と**レジン床**を用いることが多い．
- 義歯を用いて顎位の修正，咬合挙上，粘膜調整などを行う．
- 治療目的が完了するまで暫間的に用いる（**暫間義歯**ともよばれる）．

移行義歯

- 比較的近い将来に**残存歯**の**抜去が見込**まれ，全部床義歯となる症例に応用される．
- 残存歯が抜去された際，人工歯や床の追加・修理が容易にできるように設計する．

複製義歯

- 旧義歯を印象採得して，そこに常温重合レジンを塡入し，治療用義歯としたもの

1 適　応

- 患者が旧義歯の改造や修正を望まない．
- 金属床，陶歯あるいは金属歯を用いた義歯を使用していて，改造や修正が困難

2 製作方法

① 複製義歯用フラスクへの旧義歯の埋没：フラスクにアルジネート印象材を塡入し，研磨面，粘膜面ともに印象
② 義歯の複製：人工歯部分に歯冠色の常温重合レジンを流し，次いで義歯床部分に歯肉色レジンを流し込み，塡入・重合する．
③ 研磨を施し，口腔内へ装着
④ 義歯床の大きさの調整：装着にあたり，形が大きく異なる場合は，義歯を口腔内に装着し，その上から印象採得して模型を作製する．不足している部分を盛り足し，床を拡大する．
⑤ 咬合の再構築：咬合に不備がある場合は，常温重合レジンで咬合を再建する．このとき，咬合面はテーブル状となる．
⑥ 粘膜調整を行い，新義歯製作へ進む．

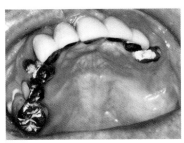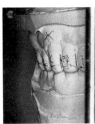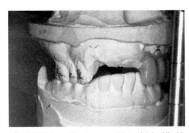

①抜歯前→印象採得
咬合採得は部分床義歯に準じて行う．

②咬合器へ模型装着
模型を削りながら人工歯排列

③段階的に進め，一挙に削り排列することはない．

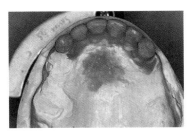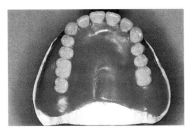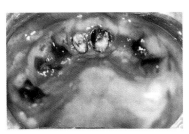

④排列途中
さらに模型を削り人工歯のスペースをつくる．

⑤排列終了

⑥義歯完成後，歯の抜歯
歯冠削除した後に義歯を装着

(104A-70)

図60-1　即時義歯の手順

付表　標準日本語音

付表 1　標準日本語音の分類表（国際音声記号による）

				両唇音	唇歯音	歯　音	歯茎音	硬口蓋音	軟口蓋音	喉腔音
子　音	破裂音	無声		p			t		k	
		有声		b			d		g	
	通鼻音	無声								
		有声		m			n, ɲ		ŋ	n
	摩擦音	無声		ɸ	(f)	s	ʃ	ç		h
		有声		w	(v)	z	ʒ	j		
	破擦音	無声				ts	tʃ			
		有声				dz	dʒ			
	弾音	無声								
		有声					r			
母　音	小開き母音							i	ɯ	
	半開き母音							e	o	
	大開き母音							a		

付表 2　標準日本語音と国際音声記号の対照表

		a	i	ɯ	e	o
両唇音	[p]	パ	ピ	プ	ペ	ポ
	[b]	バ	ビ	ブ	ベ	ボ
	[m]	マ	ミ	ム	メ	モ
	[ɸ]			フ		
	[w]	ワ				
歯　音	[s]	サ		ス	セ	ソ
	[ts]	ザ		ツ	ゼ	ゾ
	[dz]	ザ		ズ	ゼ	ゾ
歯茎音	[t]	タ			テ	ト
	[d]	ダ			デ	ド
	[n]	ナ	ニ	ヌ	ネ	ノ
	[ʃ]	シャ	シ	シュ		ショ
	[tʃ]	チャ	チ	チュ		チョ
	[dʒ]	ジャ	ジ	ジュ		ジョ
	[r]	ラ	リ	ル	レ	ロ

		a	i	ɯ	e	o
硬口蓋音	[ɲ]	ニャ		ニュ		ニョ
	[ç]	ヒャ	ヒ	ヒュ		ヒョ
	[j]	ヤ		ユ		ヨ
軟口蓋音	[k]	カ	キ	ク	ケ	コ
	[g]	ガ	ギ	グ	ゲ	ゴ
	[ŋ]	カ゜	キ゜	ク゜	ケ゜	コ゜
喉腔音	[h]	ハ			ヘ	ホ
口蓋化音	[pj]	ピャ		ピュ		ピョ
	[bj]	ビャ		ビュ		ビョ
	[mj]	ミャ		ミュ		ミョ
	[rj]	リャ		リュ		リョ
	[kj]	キャ		キュ		キョ
	[gj]	ギャ		ギュ		ギョ
母　音		ア	イ	ウ	エ	オ

症例写真

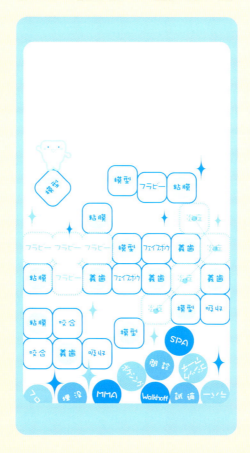

粘　膜

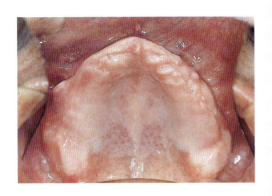
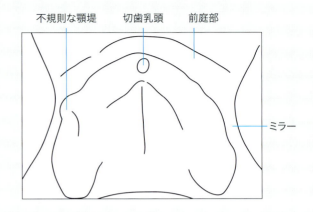

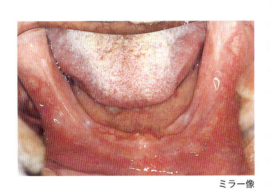
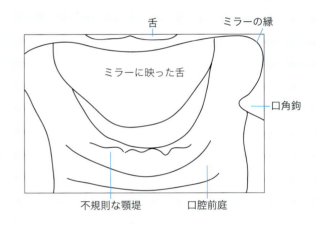

ミラー像

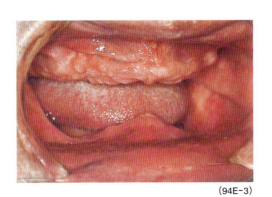
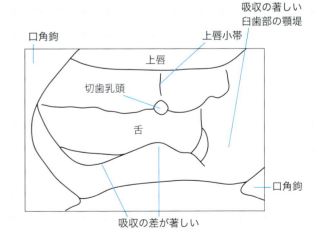

(94E-3)

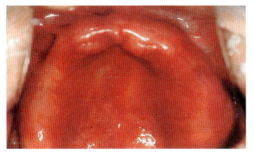
(93E-8)

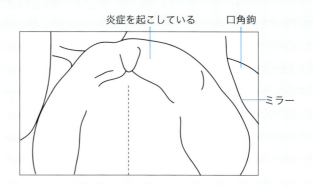

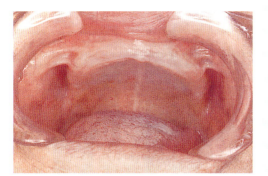
(89D-16)

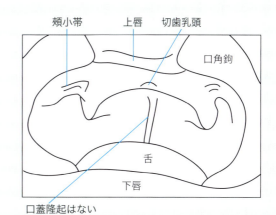

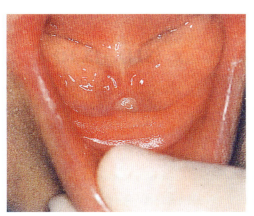
(84D-16)

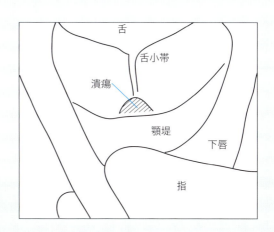

粘　膜

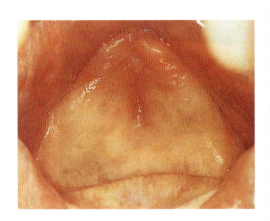
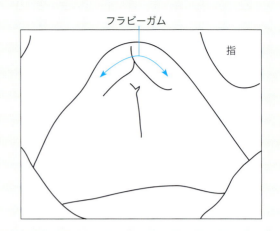

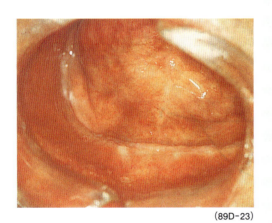
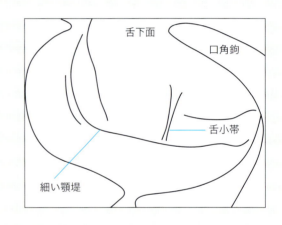
（89D-23）

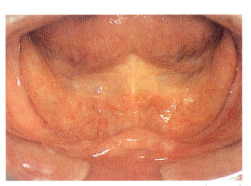
（84D-21）
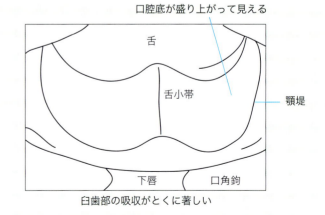

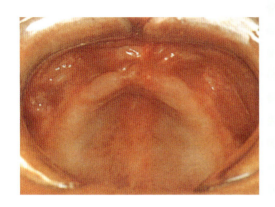
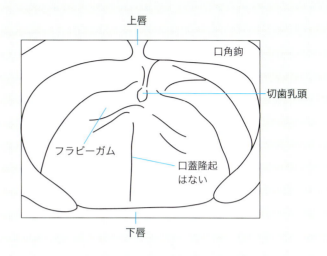
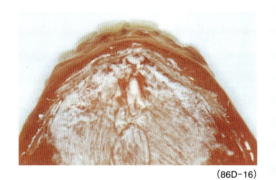
(86D-16)
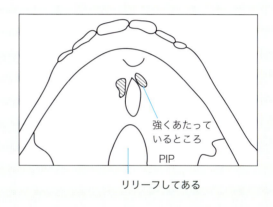
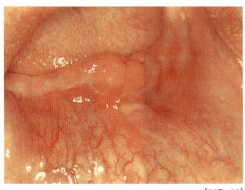
(83D-20)
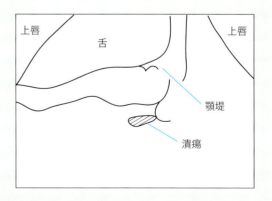

粘　膜

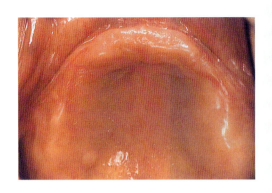

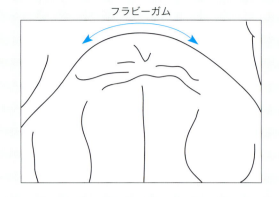

フラビーガム

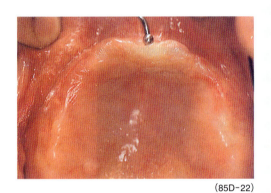

(85D-22)

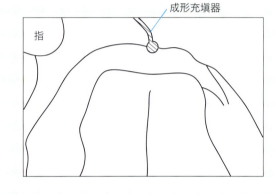

成形充塡器
指

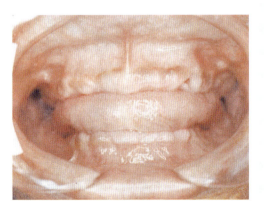

(83D-16)

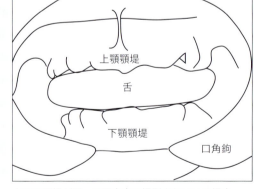

上顎顎堤
舌
下顎顎堤
口角鈎

上下の顎堤が同一の写真内に撮影されている場合
- 上下の顎堤の大きさを比較
- 上に比べ下が大きく見えるときは交叉咬合を考える
- 舌の大きさを比較 ｛顎堤に対して大きいか／顎堤に対して高いか
- 長期に義歯を装着していないと舌は大きくなる
  そこで頰側寄りに排列した義歯を一時的に装着し，のちに臼歯を標準的な位置に排列したものと交換して対応する

粘膜・無歯顎のエックス線写真

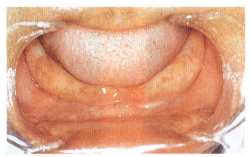
（84D-24）

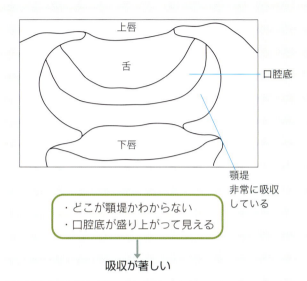

上唇 / 舌 / 口腔底 / 下唇 / 顎堤 非常に吸収している

・どこが顎堤かわからない
・口腔底が盛り上がって見える

→ 吸収が著しい

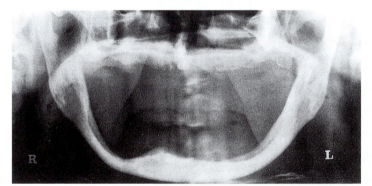
（84D-24）

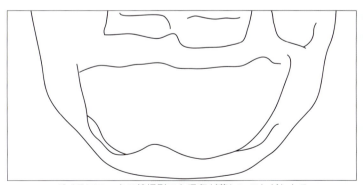
パノラマエックス線撮影でも吸収が著しいことがわかる

粘膜・無歯顎のエックス線写真

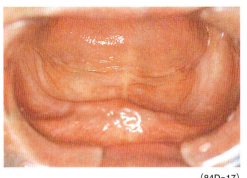
(84D-17)

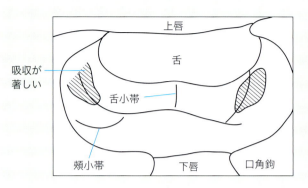

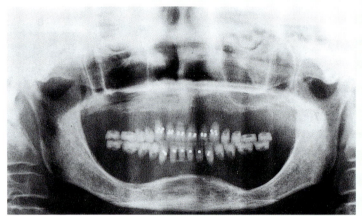
(84D-17)

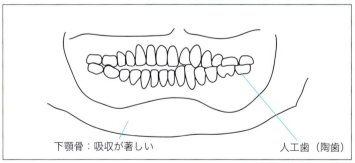

義歯を入れて撮影されたパノラマエックス線写真

粘膜・義歯

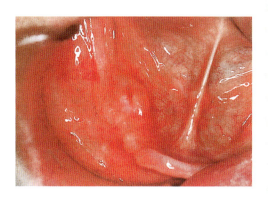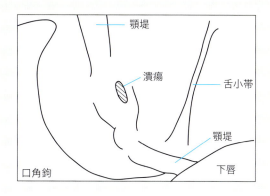

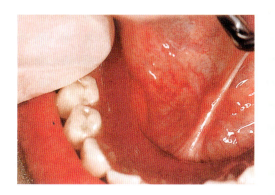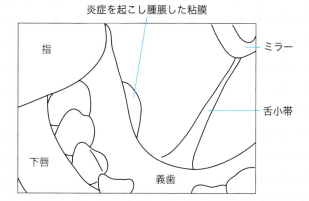

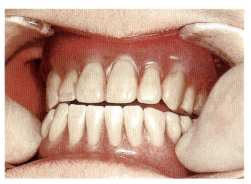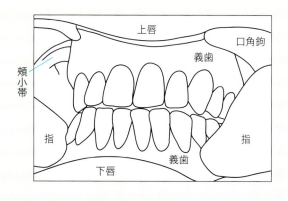

（93E-10）

粘膜・義歯

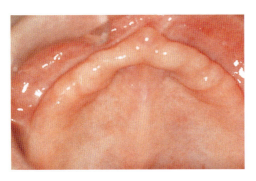

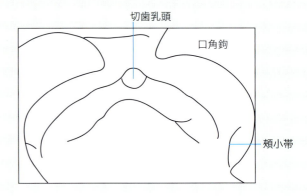

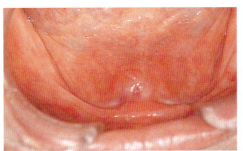

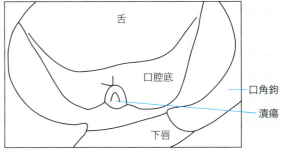

切歯乳頭の位置から前歯部の吸収が大きいことを確認

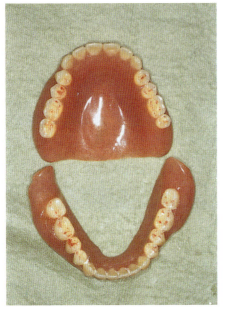

(94E-7・8)

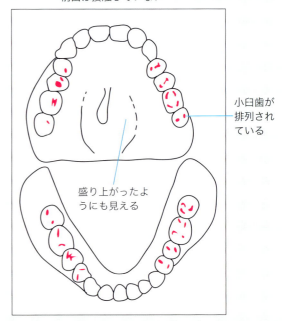

右側より左側のほうが多面で接触している
右側第二小臼歯の咬合が強い
下顎の義歯の形としては悪くない

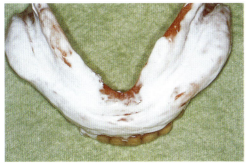
（94E-7・8）
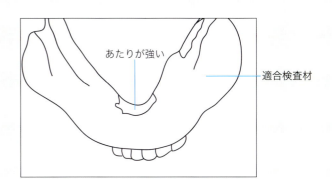

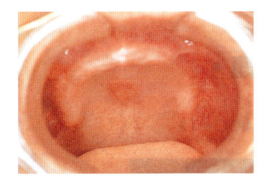
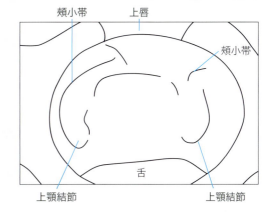

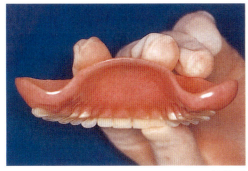
（92C-2）
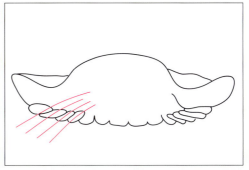
上顎機能咬頭（舌側）が減っている
逆（アンチ）モンソンカーブ

粘膜・義歯（金属床義歯）

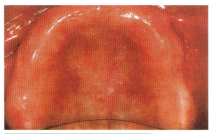
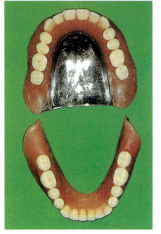
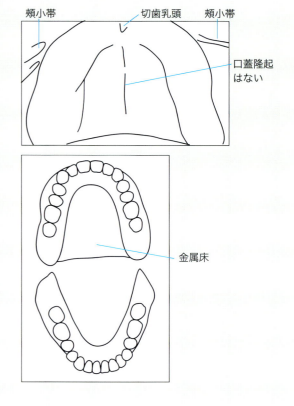

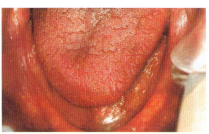
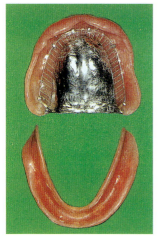
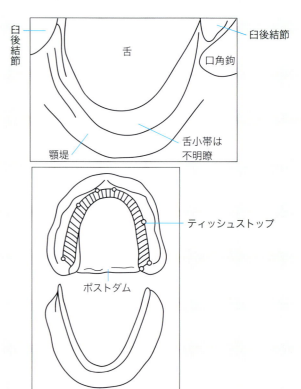

(93E-46)

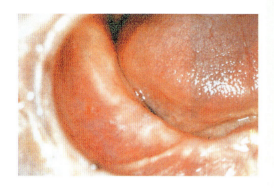
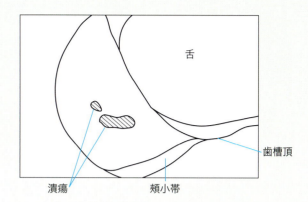

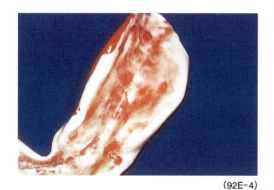
(92E-4)
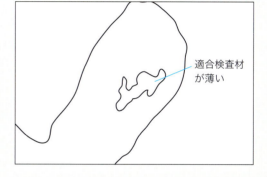

フラビーガム

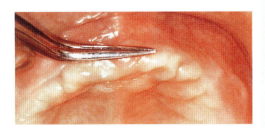
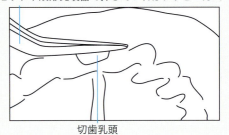

ピンセットや成形充塡器で押していればフラビーガム

切歯乳頭

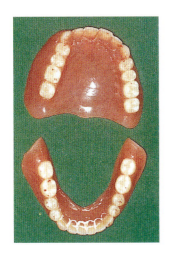
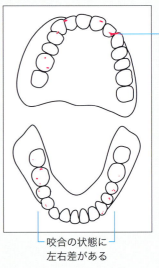

前歯のコンタクトが強い

咬合の状態に左右差がある

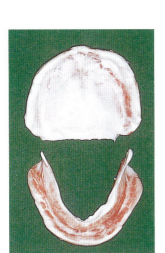
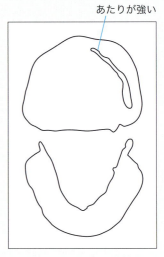

あたりが強い

(92E-12)

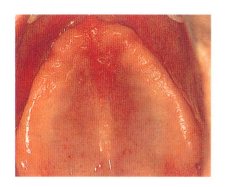
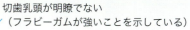
切歯乳頭が明瞭でない
（フラビーガムが強いことを示している）
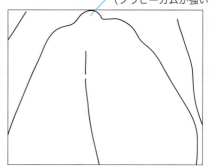

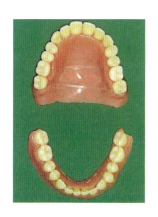

補強線

床縁が短い　　床縁が短い

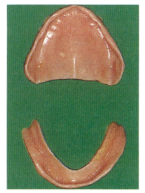
（91E-14）
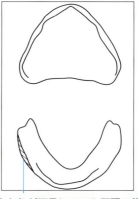
頰棚のあたりが不足している．下顎の義歯の形態としては，ひとまわり小さいかもしれない

不適切な義歯形態，著しい咬耗

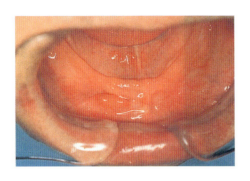

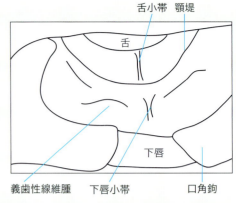

舌小帯　顎堤
舌
下唇
義歯性線維腫　下唇小帯　口角鉤

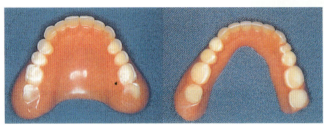

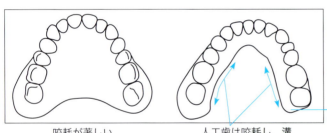

咬耗が著しい　　人工歯は咬耗し，溝，咬頭を失っている　　床縁が短い

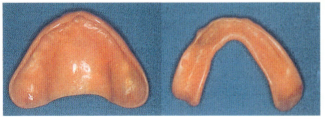

（91E-32）

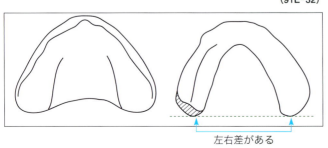

左右差がある

義歯床の適正化には
- 床の拡大（本来の大きさにする）：義歯ごとにピックアップ印象し，模型上で床を盛り足す
- 咬合の再構成：常温重合レジンにて人工歯上に盛り足す
- 粘膜調整して，新義歯へ

不適合な義歯

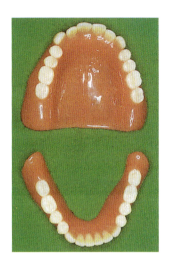
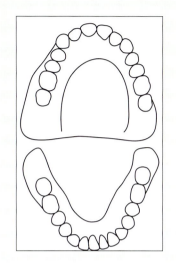

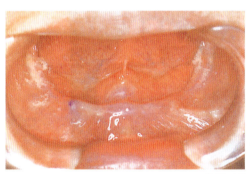
(87D-26)

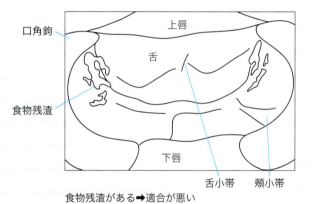

食物残渣がある ➡ 適合が悪い

粘膜・義歯

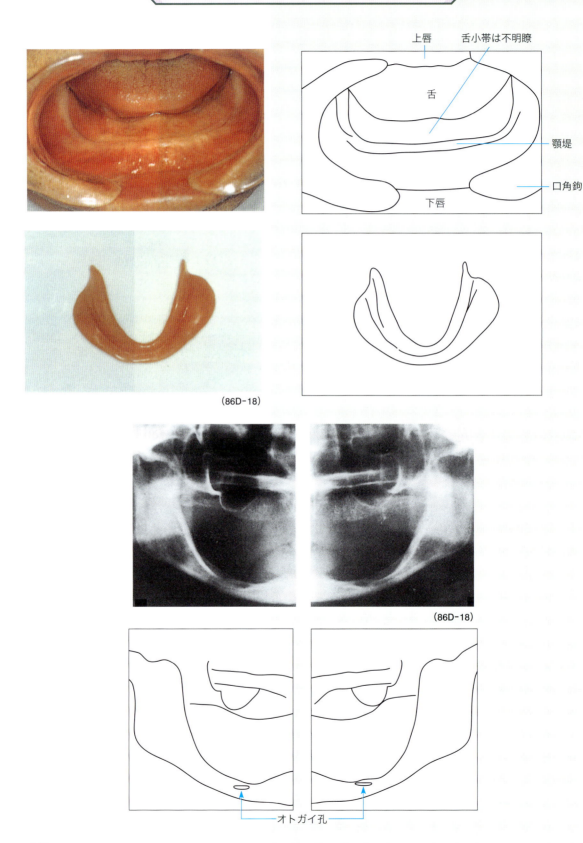

（86D-18）

（86D-18）

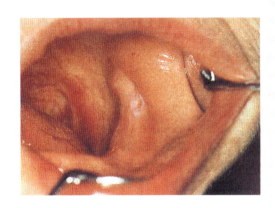
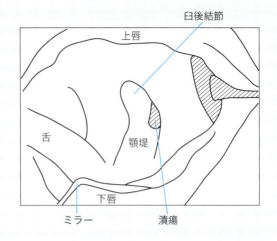

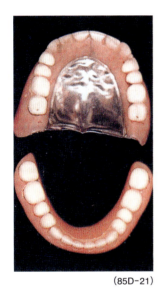
(85D-21)

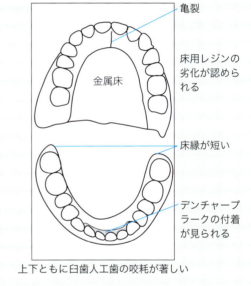

義　歯

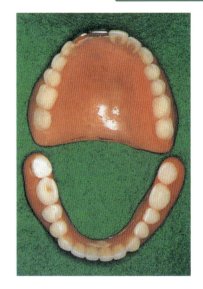

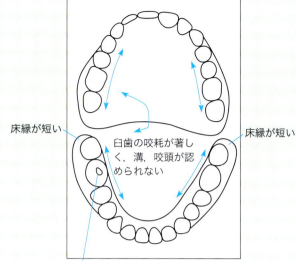

床縁が短い　臼歯の咬耗が著しく，溝，咬頭が認められない　床縁が短い

床用レジンが見えるほど咬耗している

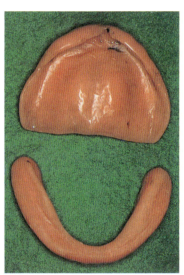

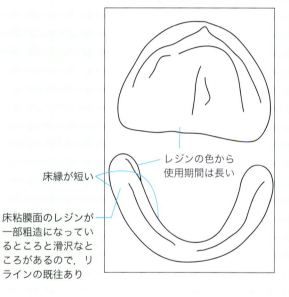

レジンの色から使用期間は長い

床縁が短い

床粘膜面のレジンが一部粗造になっているところと滑沢なところがあるので，リラインの既往あり

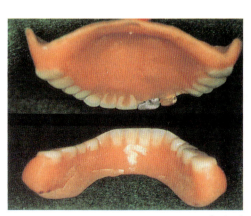

(91C-2)

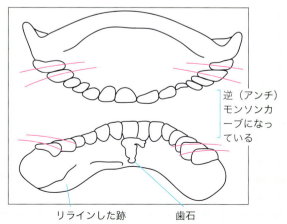

逆（アンチ）モンソンカーブになっている

リラインした跡　　歯石

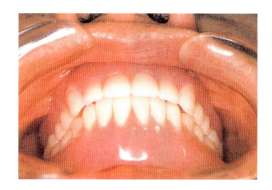

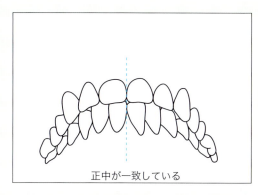

正中が一致している

普通に咬むと

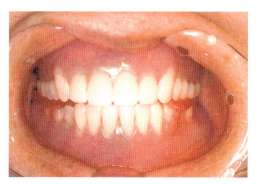

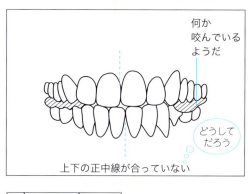

何か咬んでいるようだ

どうしてだろう

上下の正中線が合っていない

軽く咬むと

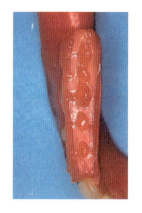

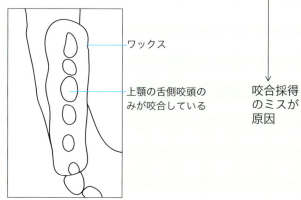

ワックス

上顎の舌側咬頭のみが咬合している

咬合採得のミスが原因

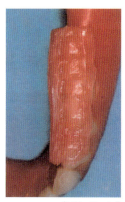

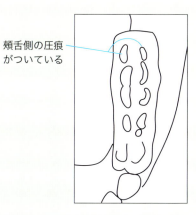

頰舌側の圧痕がついている

(92E-16, 17)

義　歯

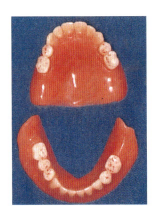 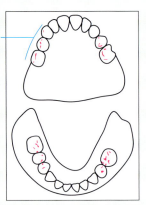

頬側が多く咬合している

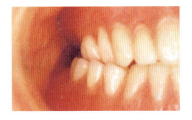 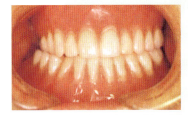 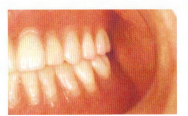

(91E-15)

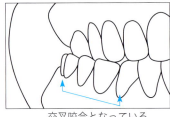 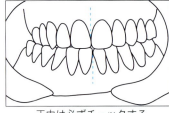 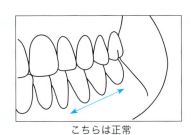

交叉咬合となっている　　正中は必ずチェックする　　こちらは正常

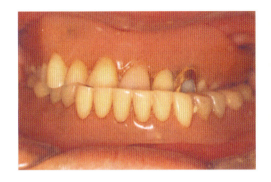 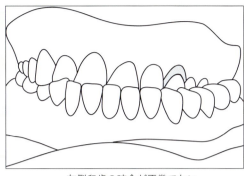

左側臼歯の咬合が正常でない

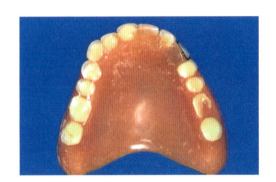 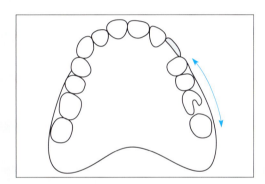

左側臼歯の咬耗が著しい

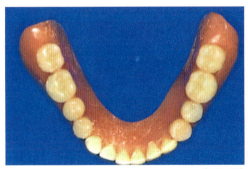 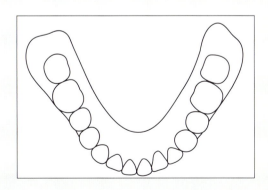

(88D-26)

義　歯

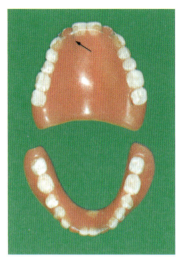

（83D-18）

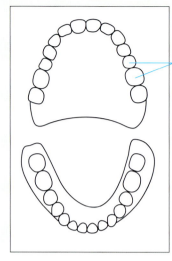

咬耗が進み，人工歯の咬頭や溝が明瞭ではない

このようなときには逆（アンチ）モンソンカーブになることが多い

75歳の女性，7年間使用していた上顎義歯の破損を訴えて来院した．
写真の見方：設問中に7年間使用したとされているので必ず人工歯の咬耗の確認を行う．逆（アンチ）モンソン（p.6参照）になっている．また，$\frac{2|2}{2|2}$に金属歯を用いていることにも注意．

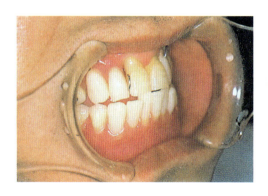

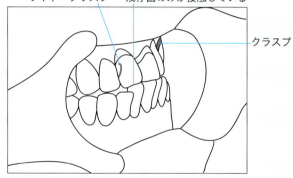

ワイヤークラスプ　　残存歯のみが接触している
クラスプ

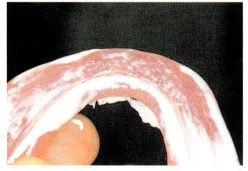

（84D-19）

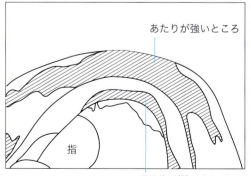

あたりが強いところ

指

あたりが強いところ

適合検査・粘膜調整

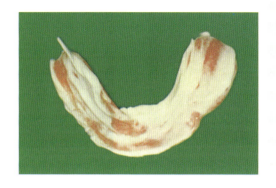
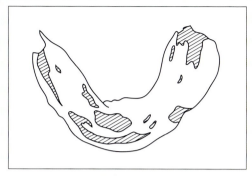

適合検査材
▨ はあたっているところ

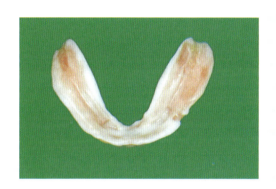
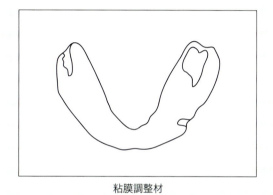

粘膜調整材

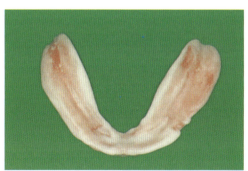
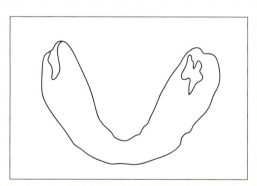

時間が経過した粘膜調整材

義歯・模型

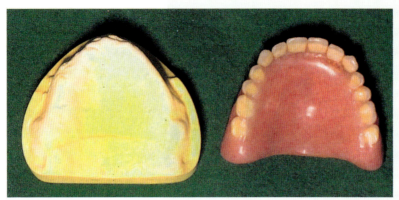

(88D-16)

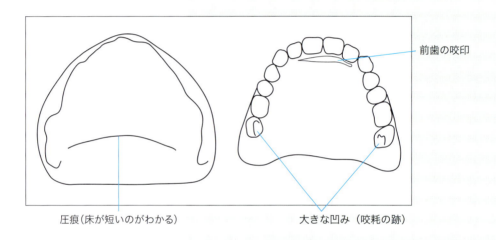

前歯の咬印

圧痕（床が短いのがわかる）　　大きな凹み（咬耗の跡）

この義歯をどう治すか

1	口腔内に義歯を装着
2	義歯ごと印象
3	模型製作
4	模型上で義歯後縁の延長
5	臼歯部の咬合再構成のため咬合採得
6	咬合器装着
7	常温重合レジンにて咬合再構成
8	口腔内装着（治療用義歯として）
9	適合・咬合調整
10	粘膜調整
11	新義歯へ

リンガライズドオクルージョン

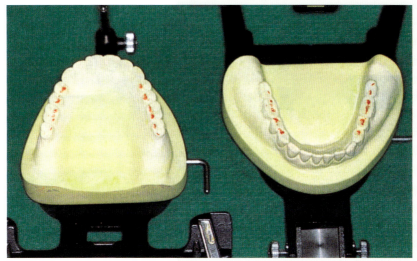

(90D-17, 18)

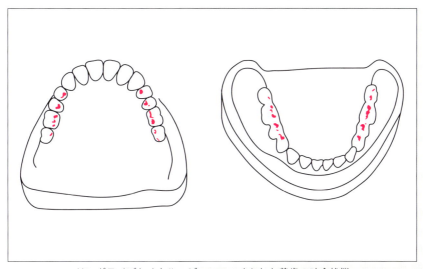

リンガライズドオクルージョンでつくられた義歯の咬合状態

咬合採得

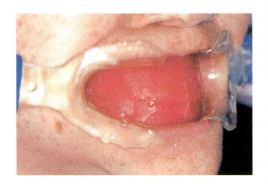
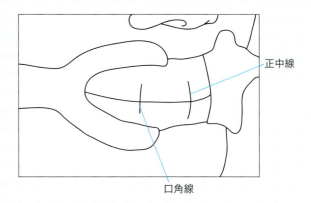

正中線
口角線

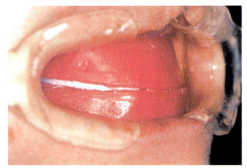
(92E-3)
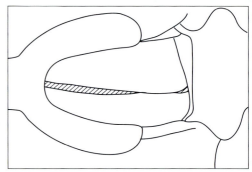

間隙が生じており，後方に向かって
くさび状になっている　　　　　　　　　　前方位で咬合している
矢状Christensen現象が生じている

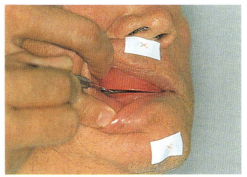
(90D-21)
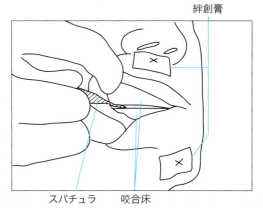

絆創膏
スパチュラ　咬合床

鼻下点，オトガイ点間距離を測り，
咬合高径を決定したあとにこの操作を行っている

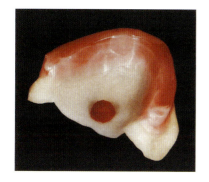
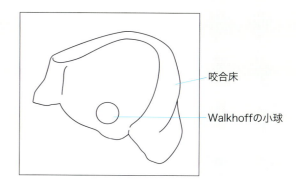

咬合床

Walkhoffの小球

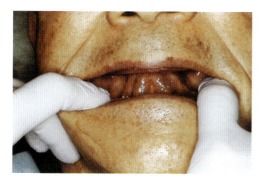

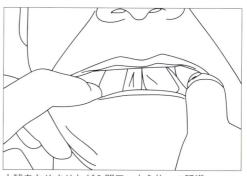

小球をなめさせながら閉口⇒中心位への誘導

ゴシックアーチ

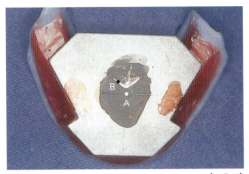
(94E-9)

まず左右を確認する．
写真での左右　左　右
患者として左右　右　左
- アペックスが前にある…描記針が上顎，描記板が下顎
- 描記板での軌跡
  - 左 ── 右への動き
  - 右 ── 左への動き
- 顎運動と軌跡
  - 左 ── 右：作業側，左：平衡側
  - 右 ── 右：平衡側，左：作業側
- アペックス ── 中心位
- 前方位　軌跡 左 へ偏位している→右への偏位

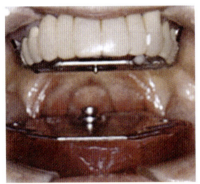

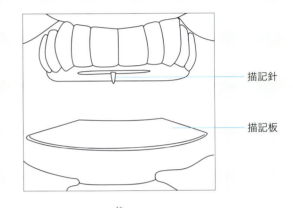

描記針

描記板

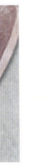

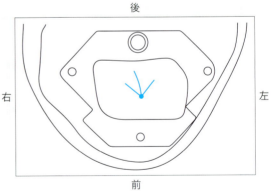

後

右　　　左

前

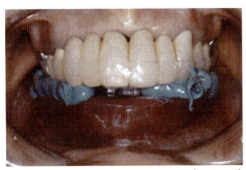
(108C-110)

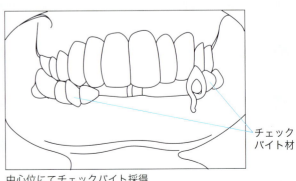

チェックバイト材

中心位にてチェックバイト採得
石膏，シリコーンで採得するが，これはシリコーン

咬合器

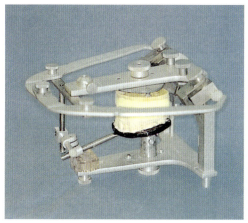

(91E-6, 94E-13)

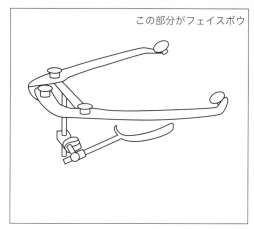

この部分がフェイスボウ

- 半調節性咬合器（矢状顆路，側方顆路が調節できる）
  フェイスボウトランスファー必須
- 本咬合器は半調節性・アルコン型

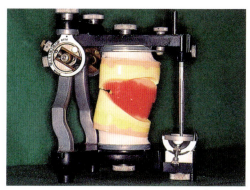

(89D-21)

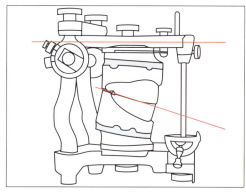

チェックポイント
- 上弓に対して装着された模型の咬合平面は下方を向いている（前方基準点が眼窩下点である．Frankfort平面を基準としている）
- スプリットキャストになっている
- 顆路が調節できる（半調節性咬合器）
- 顆路部が上弓についている（アルコン型）

矢状顆路傾斜角　　アの拡大図　　　　　　イの拡大図

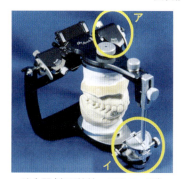

咬合器（半調節性・アルコン型）

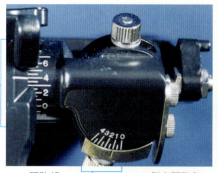

顆路部　　　　側方顆路角

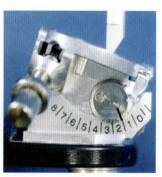

切歯指導板

(107A-38)

症例写真の読み方

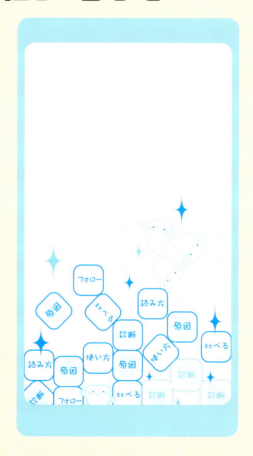

精密印象

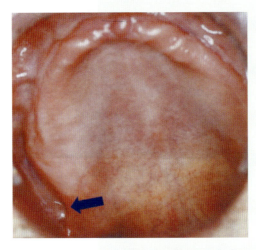

←は翼突下顎縫線

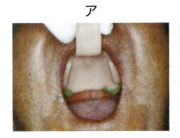
ア

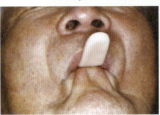
イ

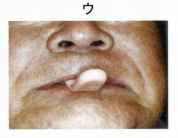
ウ

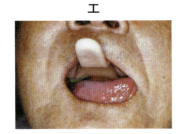
エ

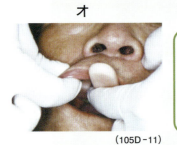
オ

精密印象の手順は？
ア：翼突下顎縫線の印記
イ：頬筋の印記
ウ・エ：下顎の印象時に用いる
オ：頬小帯の印記

（105D-11）

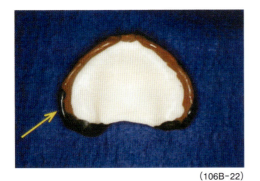
（106B-22）

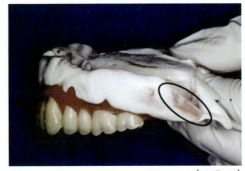
（108B-13）

側方運動により印記
右は筋形成の不備によって側方運動ができない

粘膜調整

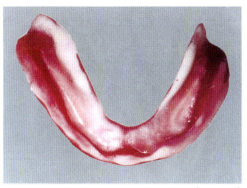
(101D-49)

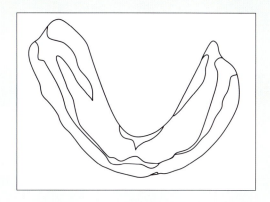

粘膜調整法は？

粘膜調整は，調整材を盛り上げ，1週間後に再度露出部（あたりが強い）を削り，粘膜調整材を上塗りする方法で行われる．これを繰り返し，粘膜面の炎症，床の露出がなくなれば印象採得へ移行する．

調整当日に行われる前準備

適合診査ののち ➡粘膜調整材の入るスペースを設けるため粘膜面を一層削合する．
義歯床が小さい場合 ➡義歯ごとにオーバーインプレッション（アルジネートでよい）．硬化後，石膏を流し，不足部を常温重合レジンで床の拡大を行う．
咬合関係に不具合があるとき ➡咬合調整を行う．咬耗で人工歯が咬まないときは常温重合レジンにて咬合の再構成を行う．

人工歯が陶歯や硬質レジン歯でMMAレジンが接着しない場合には，人工歯を取りはずし，MMAレジンを盛り上げ調整する．このときは，咬合面には対合歯の咬印が付与されたフラットテーブルでよい．

概形印象

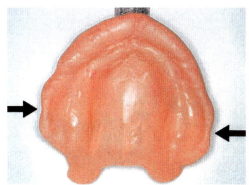
(97C-43)

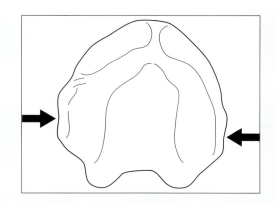

ポイント

頬骨弓後方ポケット部
筋突起 ➡印象採得時の側方運動

筋圧形成

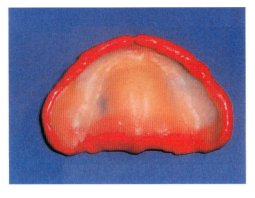
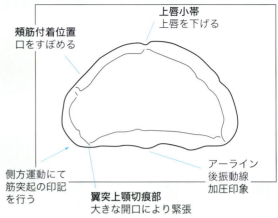

上唇小帯
上唇を下げる

頬筋付着位置
口をすぼめる

側方運動にて
筋突起の印記
を行う

翼突上顎切痕部
大きな開口により緊張

アーライン
後振動線
加圧印象

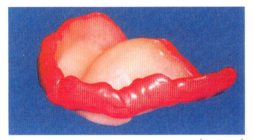
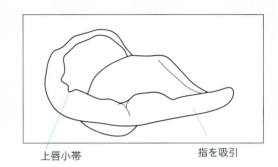

(100D-15)

上唇小帯

指を吸引

印象採得

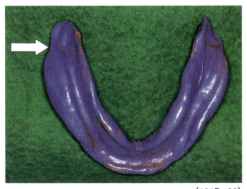
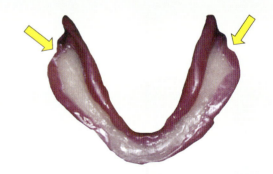

(101D-33)　(107D-35)

咬筋切痕

咬筋切痕は咬筋が緊張した際に現れる．
臨床では，筋形成のときに咬みしめる動作によってこれを印記する．
義歯装着後，この部位に潰瘍が発生するときは，適合検査材を用いながら丁寧に削合する必要がある．

咬合高径

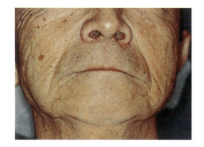
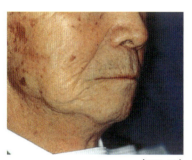

(95C-27)

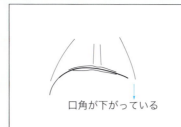
口角が下がっている

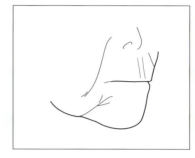

本症例の特徴は？

赤唇が薄いことである．

赤唇が薄い
↓
咬合高径が低い
↓
安静空隙（位）の確認

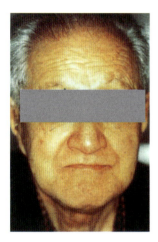
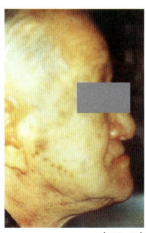

(97C-36)

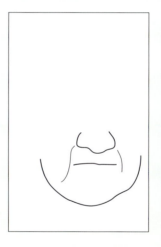
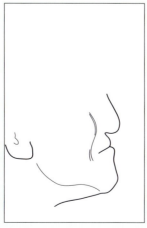

本症例の特徴は？

顔貌が下顎前突に見えるときは，オーバークロージャーを疑う．
↓
咬合高径の確認 ←--
↓
安静位の確認
　　　　　　　　　｜
口角びらんの発症 --

※ただし義歯の清掃状態が悪いときにも発生する．

※オーバークロージャー：
口の閉じすぎ
咬合高径が低いことを示す．

各種補綴処置用器具

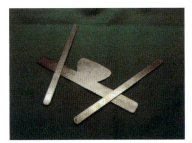

咬合平面設定板
仮想咬合平面を決定する

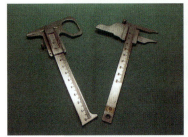

ノギス・バイトゲージ
咬合高径を決定する

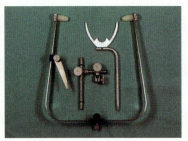

フェイスボウ
下顎三角を転写する

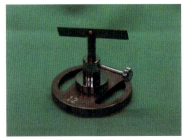

キャストサポート
フェイスボウトランスファーのあと，
上顎の模型を支えとして装着する
（半調節性咬合器）

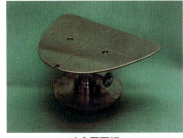

咬合平面板
上顎の模型を装着する
（平均値咬合器）
（99C-39）

咬合採得の手順

1. 顔貌の修復程度の決定
2. 仮想咬合平面の決定
3. 咬合高径の決定
4. 水平的顎位の決定

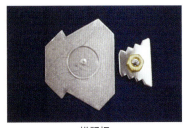

描記板
ゴシックアーチトレーサーに用いる

ブラシ

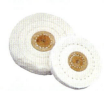

パフ
研磨に用いる

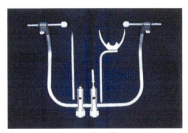

フェイスボウ

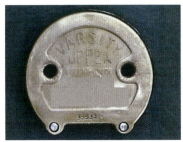

クラスク
重合に用いる

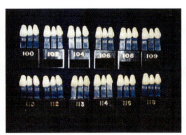

シェードガイド
人工歯の選択に用いる
（108A-126）

ゴシックアーチ

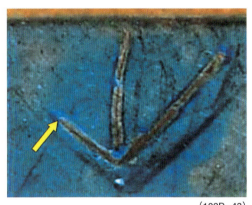
（102D-43）

前方運動

考え方のポイントは？

描記板が下顎にある場合

写真の左側
↓
患者の右側　　　　　　　　いつもこのように考えること！
↓
左側への運動（左側の記録）
↓
本症例は左側運動が制限されているので，右側顆頭に問題がある．

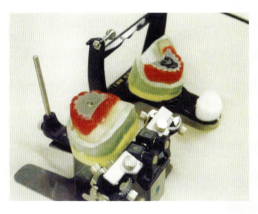
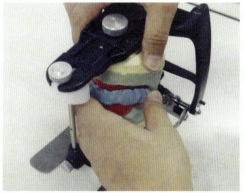
（107D-18）

ゴシックアーチのあとに何をするか

ゴシックアーチ描記　→　中心位（アペックス）の確定
→　中心位でチェックバイト採得　→　下顎模型再装着

フェイスボウトランスファー（基準点）

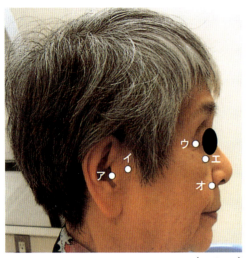

(102D-50)

ア　耳珠
イ　平均的顆頭点
ウ　外眼角
エ　眼窩下点
オ　鼻翼下縁

A，B，C が示す線は？

A　外眼角と耳珠を結び，耳珠から 13mm 前方の点が平均的顆頭点（Gysi）
B　耳珠―眼窩下点
　　Frankfort 平面
C　耳珠―鼻翼下縁
　　鼻聴道線 ▷ これを含む平面が Camper 平面

フェイスボウトランスファーで用いるのは？

エ，オ（前方基準点）
イ（後方基準点）ほかに外耳道

解説図説は p.39，43 参照

フェイスボウトランスファー

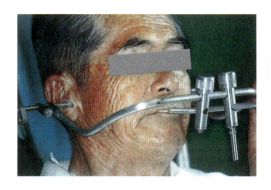
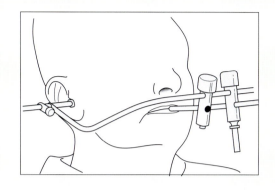
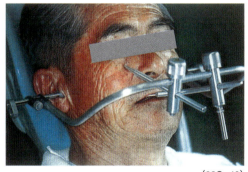
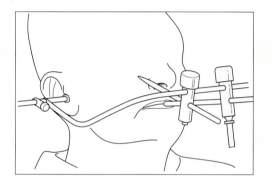

(98C-40)

この器具は？
フェイスボウのイヤーロッドタイプ

この操作は？
1　前方基準点をオルビターレとしているので，基準平面はFrankfort平面
2　基準平面に対する上顎の位置の決定
3　下顎三角の咬合器への転写
ほかには，・後方基準点を平均的顆頭点とするものもある．
　　　　　・前方基準点が鼻翼，頬骨突起のものもある．

咬合器とフェイスボウ

代表的な咬合器は写真で覚えておこう

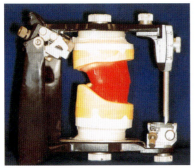
（101D-3）

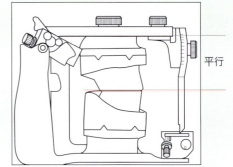
咬合器の上弓と咬合平面が平行なことを確認しよう．

平行

> **この咬合器は？**
> 顆路部がごちゃごちゃした感じであるが，
> ・ツマミがあること——調節性の咬合器である．
> ・上弓と咬合平面が平行である．
> ・フォッサ型の咬合器である．

前方基準点
どの位置が本当にあるか．咬合器上の模型の傾きはどうなるのか．

ア
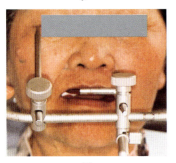
×
外眼角を基準としない

イ
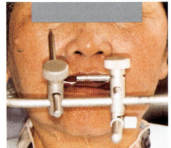
前方基準を**眼窩下縁**に設定している
上弓と咬合平面が**非平行**

ウ
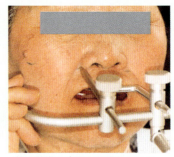
前方基準を**鼻翼**に設定している
上弓と咬合平面が**平行**

エ
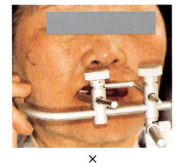
×
口角は基準とならない

オ
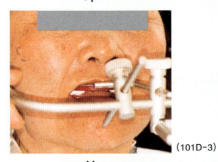
×
オトガイ点は前方基準とならない

（101D-3）

人工歯の選択

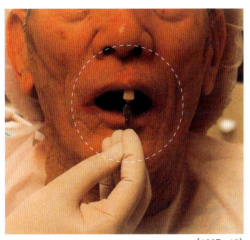
（100D-18）

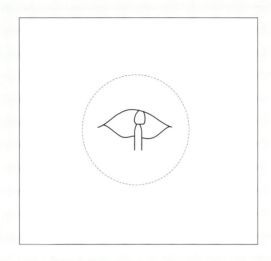

何をしているところでしょう？

シェードガイドを用いて，シェードテイキングをしている場面である．
シェードは自然光で，水にぬらしながら，SPA要素を考慮しながら行う．

ほかに行われることは？

基準線を蠟堤へ記入する．
　　正中線：排列位置の参考 ─────
　　上唇・下唇線：歯頸部の位置を決定 ├── 技工室で確認されること
　　口角線：前歯の幅径の決定 ─────

作業用模型で確認すること
（顎堤吸収が大きな症例）

> **ポイント**
> 　上下顎の模型が同一写真内に収まっているときは**比較しなさい**ということ．
> 　上顎が下顎に比べて非常に小さく見えるときは交叉咬合の可能性が高い．
> 　顎堤吸収が著しい場合，矢状顆路が急であっても，人工歯の咬頭傾斜，調節彎曲を少なくして中心咬合位での義歯の安定を重んじる．

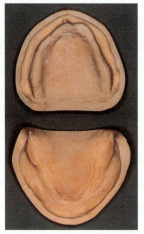
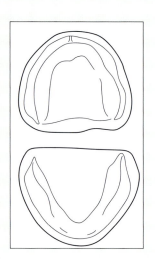

（99C-44）

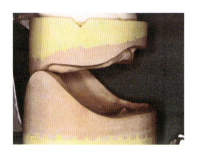

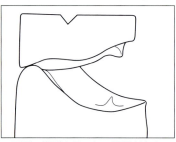

下顎の模型を見ると，顎堤がわからない

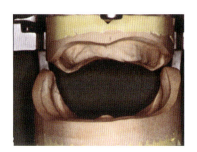

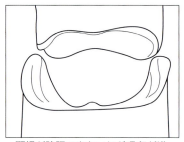

顎堤が確認できないほど吸収が進んでいる

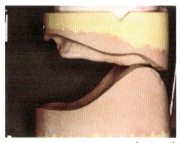

（99C-44）

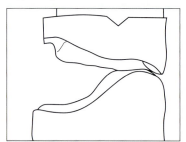

スロープが急で，臼歯部顎堤の吸収が大きい

模型の診査（対向関係）

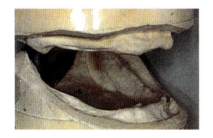
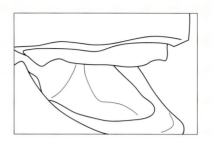

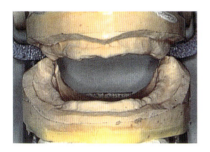
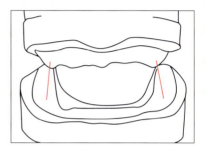

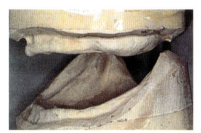
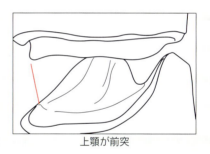

（97C-47） 上顎が前突

まずはじめに
上下顎がともに写真に写っている場合，上下の大きさを比較する．

考えられるのは？
上顎が下顎に対して非常に小さい場合，交叉咬合となる．
ただし，この症例は交叉咬合ではない．

こう対処しよう！
レトロモラーパッドまで床縁を延ばすが，人工歯排列はしない．
下顎の吸収が大きい ➡ 人工歯の咬頭傾斜はゆるく，調節彎曲は弱くする．
　　　　　　　　　（0°人工歯，モノプレーン，バランシングランプでもよい）

蝋義歯試適，リップサポート

試適前

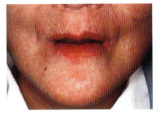

どこを見る？
義歯未装着で赤唇が薄い．

試適後

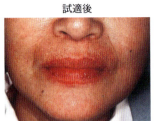

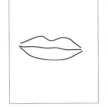

義歯が装着されると適度な厚さがでてくる．

試適前

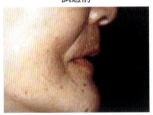

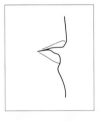

義歯未装着
→リップサポート（口唇支持）がない．

試適後

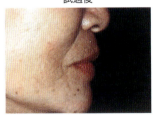

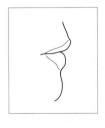

義歯を装着すると，リップサポートが得られる．

試適後

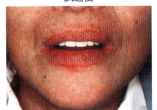

(98C-44)

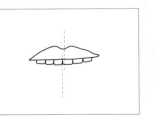

顔面正中と義歯の正中が一致していない．

顎堤と人工歯排列
（下顎骨の吸収が著しい症例）

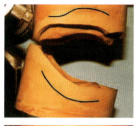 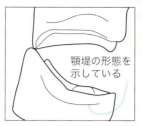

顎堤の形態を示している

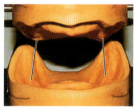 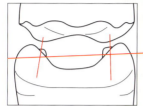

歯槽頂間線との咬合平面のなす角の内角が80°以下では交叉咬合となる

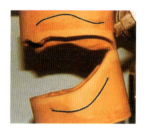 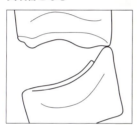

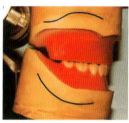 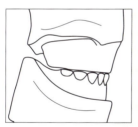

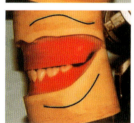 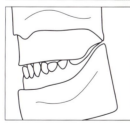

排列された人工歯の本数が少ないが、全部床義歯の場合、顎堤の状態によっては、すべての歯を排列する必要はない

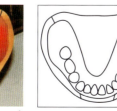

（101C-46）

 歯槽頂線

排列で正しいのはどれか？

●設問形式で考えてみよう

× <u>小臼歯を追加する</u>
　人工歯がすべて排列されている必要はない．
・人工歯はレトロモラーパッド前縁までに排列が終わる．
・傾いた部分には排列しない．
　本症例は，臼歯部での傾斜が強いので，後方に排列すべきではない．

× <u>交叉咬合排列する</u>
　上下の歯槽頂を結んだ線を歯槽頂間線とよぶ．
　この線と咬合平面とのなす角（内角）が**80°以下**のときに交叉咬合となる．この写真は分度器などで測らないと判別しにくいが，交叉咬合とならない値を示している．
　もしも交叉咬合となる場合は，リンガライズドオクルージョンに排列する方法もある．

× <u>臼歯を頬側寄りに排列する</u>
　最下段の写真から頬側への排列の必要はない．

○ <u>調節彎曲を大きくする</u>
　調節彎曲はChristensen現象の補償のために付与される．設問から顆路の大きさに関する記載がないので，どの程度にするかは判断できない．

○ <u>咬頭傾斜のゆるい人工歯を用いる</u>
　下顎の顎堤の吸収が大きいことをしっかり確認しよう．このような場合，調節彎曲や人工歯の傾斜，咬合平面の傾斜などを加えると，かえって義歯が不安定となる．0°人工歯を用いてモノプレーンで排列し，バランシングランプを付与する．

顎間関係と人工歯排列

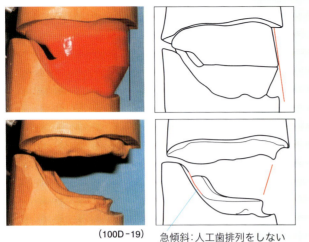

（100D-19）
急傾斜：人工歯排列をしない
上顎に比べ下顎が後退しているのがわかる

> **この症例は？**
> 咬合採得で上顎前突が確認された症例である．
> ※写真の黒線は上顎咬合床前縁の位置を示す．

> **上顎前歯の排列**
> 顔貌の修復程度を決定したときの咬合床の大きさを保持する．

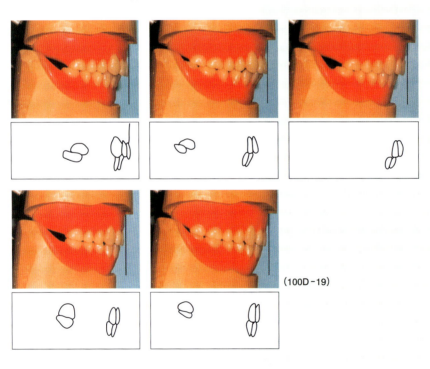

（100D-19）

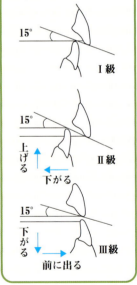

> **下顎前歯の排列**
> 上下顎の位置と切歯路角との関係によって決定する．

> **正しい排列の仕方は？**
> まず顔貌の修復程度は確立しているので，上顎の前歯を排列，下顎前歯はオーバージェットが大きくなるのでオーバーバイトを深くする．また，模型の側方面観から顎堤の吸収が著しいので，下顎の臼歯はあまり後方まで排列しない．人工歯の咬頭傾斜，調節彎曲を減じることも考慮する必要がある．

> **こう対処しよう！**
> このとき，上顎前歯の人工歯のモールド番号に比べて，下顎前歯のモールド番号は小さなものを選択する．切歯路を 15°に確保する場合は，下顎の咬合平面を上げた状態とする（p. 106 参照）．

蠟義歯試適

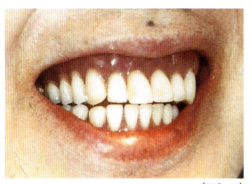
（97C-45）

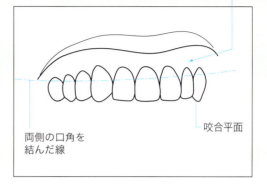

- 歯肉部の露出が多い
- 咬合平面
- 両側の口角を結んだ線

口角と歯列の関係を観察しよう！
・歯肉部の露出が多い．
・口角と歯頸部が一致しているので，咬合平面の設定が低いことがわかる．

気を付けよう！
・若年者は歯肉を見せて笑う　→健康的
・全部床義歯　→写真のように歯肉を露出しない．

審美障害

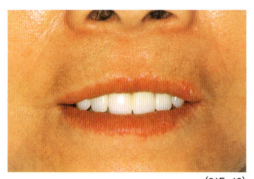
（91E-12）

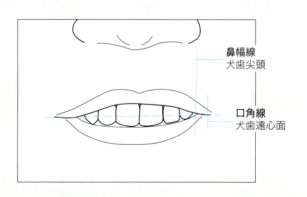

- 鼻幅線　犬歯尖頭
- 口角線　犬歯遠心面

どこが不自然？
安静時にこんなに歯は出ない．
口角を結んだ線よりも切縁が下方にある．
人柱は判別しにくく，リップサポートが強い．

リップサポートとは？
口唇支持
ことばどおり口唇を支えている．

パラトグラム

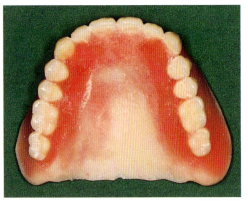
(90D-16)

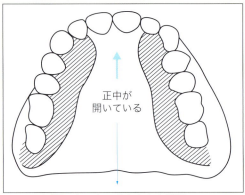

正中が開いている

「サ・シ・ヒ」のなかから選択

前方がどの歯で終わっているか？
「サ」 2　側切歯
「シ」 3　犬歯
「ヒ」 4　第一小臼歯

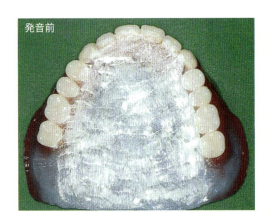

発音前

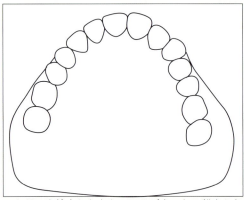

ワセリンを塗布したあと，アルジネートの粉をふりかけ，余剰な粉をエアーでとばす．

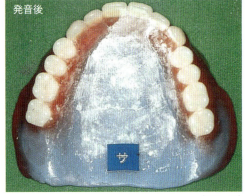

発音後
(98C-43)

「サ」の発音後

サを発音すると
右側は前歯がやや多めにあたっている．左側は前歯，臼歯，舌側のあたりが少ない．

リマウント

> **目的は？**
> 重合後のレジンの歪みを修正（咬合調整・削合）するために重合された義歯を再装着する．

Tench の歯型

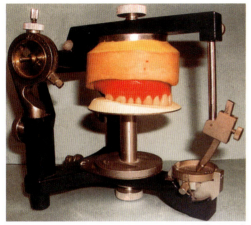
(99C-43)

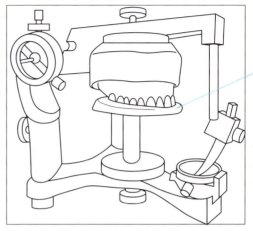
Tench の歯型

スプリットキャスト

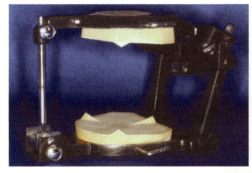

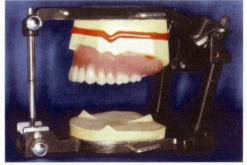
(105C-56)

> **再装着の方法は？（2つ方法がある）**
> **Tench の歯型法**
> ・蠟義歯試適後，Tench の歯型を咬合平面板上で石膏印象し，三次元的な位置を保存
>   →上顎の位置のみ
> ・下顎の位置関係を決定するにはワックスチェックバイトが必要
> ・装着までに，患者は2度来院する必要がある．
> **スプリットキャスト法による再装着**
> ・作業用模型の底面に溝を掘り，着脱可能な状態として再装着する．
> ・重合後の堀り出し時に模型を壊さないようにする．

適合・咬合検査

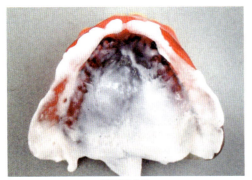
咬頭嵌合位

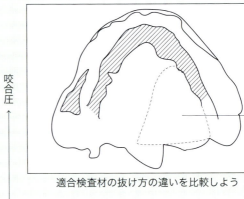
白い部分は適合が悪い
適合検査材の抜け方の違いを比較しよう

咬合圧 ↕ 手圧

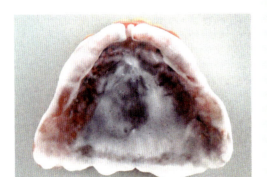
両側の第一大臼歯部手圧時

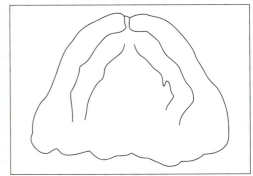
圧力のかけ方で適合が変わることに注意

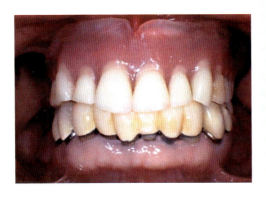

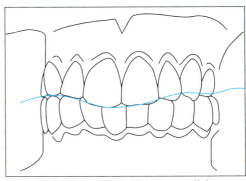
咬合平面は不整，下顎はコーヌス義歯

(109D-10)

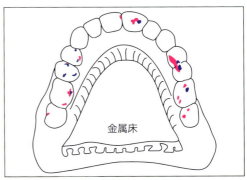
金属床

前歯があたっている

咬合診査

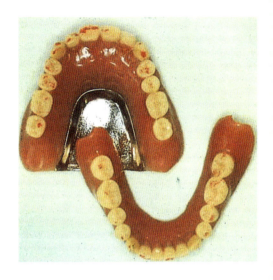
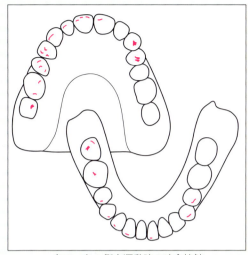

赤マーク：側方運動時の咬合接触

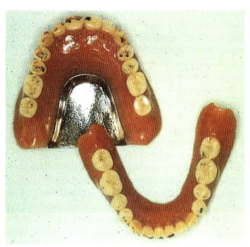
(97C-50)

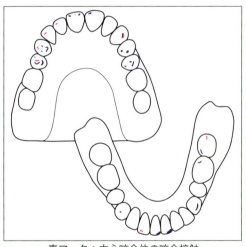

青マーク：中心咬合位の咬合接触
赤マーク：側方運動時の咬合接触

咬合診査のチェックポイント

中心咬合位……前歯　：接触しない
　　　　　　　　臼歯　：接触する
　　　　　　　　左右差：ない
偏心位…………作業側，平衡側を区別する
　　　　　　　　作業側：頰側・舌側の２咬頭
　　　　　　　　平衡側：機能咬頭内斜面

本症例は側方運動時，前歯のあたりが強く，臼歯はほとんど接触していない．
中心咬合位では臼歯部の接触が少ない．

咬合の読み方

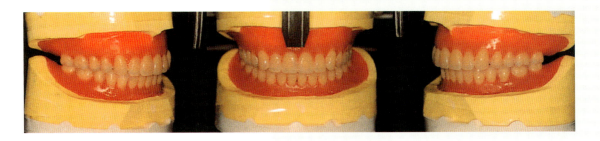

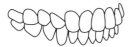 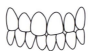 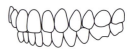

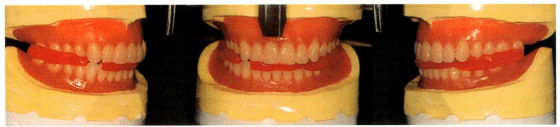

犬歯部分で切端咬合となっている

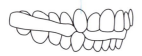 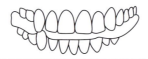 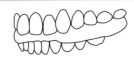

運動方向

(102C-47)

はじめにすることは？
まず，どちらに動いたかを確認する．

作業する前にチェック！
右側の犬歯が切端咬合になっているので，そちら側が作業側となる．
側方運動のチェックバイトは，動いた側の反対の動きを調整するために行われる．

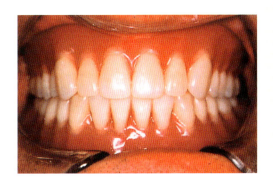
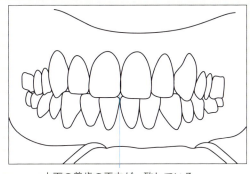

上下の義歯の正中が一致している

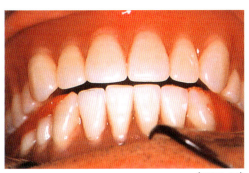
（102C-31）
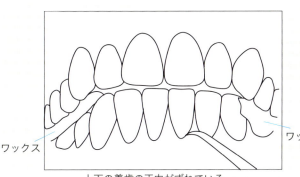

ワックス　ワックス

上下の義歯の正中がずれている

この原因は？

義歯における，つくられた中心咬合位と患者の中心咬合位がずれる原因は，咬合採得のミスによるずれである．

症状は？

上下顎単独では義歯の維持が得られるが，いったん咬合すると義歯が落下する．または維持力が弱くなることがある．また片顎ずつ適合検査を行っても不具合がないのに対し，咬合すると突然あたりが発生する．また，咬合時に粘膜部に痛みを訴えることがある．

こう対処しよう！

上顎の義歯を固定して義歯の動揺を確認，固定したまま咬合診査を行い，咬合調整を行う．調節で補正が可能な範囲であれば，このままで経過観察し，調整量が多いときには，ずれた位置でチェックバイトを採得し，咬合器にリマウント後，調整を行う．調整幅が大きすぎる場合，まず上顎の義歯が使用できるかを確認し，可能であれば下顎の臼歯部人工歯をすべて除去し，咬合の再構成を行い，咬合が安定したら下顎義歯のみを再製作する．

咬合の読み方

中心咬合位

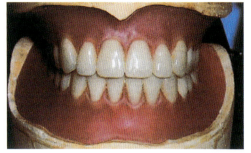

上　顎
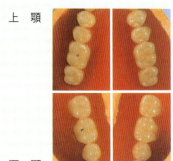
下　顎

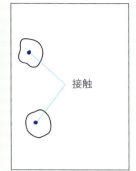

接触

右側方咬合位

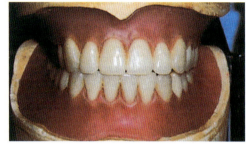

上　顎
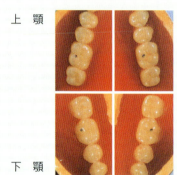
下　顎

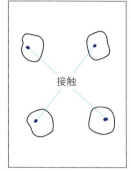

接触

左側方咬合位

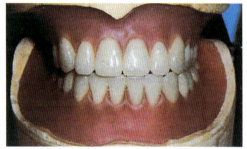

（101C-22）

上　顎
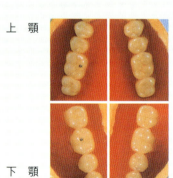
下　顎

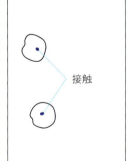

接触

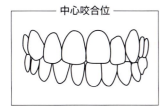
中心咬合位

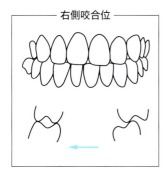
右側咬合位

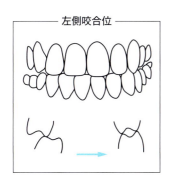
左側咬合位

側方運動と咬合接触の考え方（両側性平衡咬合）

　側方運動時，作業側も平衡側も接触する．**作業側**は同名咬頭があたる（頬側咬頭同士，あるいは舌側咬頭同士）．削合はBULLの法則（非機能咬頭を削合）で調整する．

作業側

ここが　　ここを　　作業側は頬側にも舌側
あたる　　削る　　　にもあたりが発生する

平衡側の関係

　平衡側は機能咬頭内斜面が接触する．もしここで早期接触が発生すれば，どちらかの斜面を削ることになる．
　注意点：両方の内斜面を削ることは絶対にしない！
　また，上下顎どちらを削るかは，下顎を安定化させるために**下顎**を削り，咬頭傾斜を減じるのがよい．
　咬合面で観察すると，左図のように舌側あるいは頬側の片側が接触しているのが平衡側の典型像である．

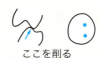
ここを削る

さて，もう1つ！

上下顎全部床義歯の場合，上下の正中線は必ず一致している．一致していなければ咬合採得の誤りである．どちらに動いているかを見るのは，前歯と犬歯の関係から考える．

前歯の正中が一致

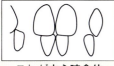

これが**中心咬合位**

正中は左へ，左犬歯はジェットが減っている

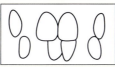

これが**左側方位**

正中は右へ，右犬歯のジェットが減っている

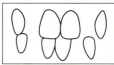

これが**右側方位**

症例写真から読みとれる現状

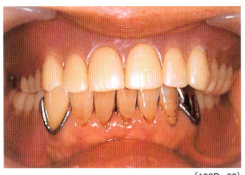
(102D-22)

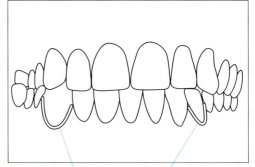
クラスプの走行が低い

よく観察しよう！　Step 1
1. 上下の正中が合っていない．
2. 上顎全部床義歯，下顎部分床義歯である場合，上顎は顔面正中に合わせ，下顎は顎位の関係から必ずしも一致しないことがあるが，顎位がずれている可能性も考えよう．
3. 加えて，右側臼歯は水平被蓋が少なく，大臼歯は反対咬合，左側は水平被蓋が大きい．左右の犬歯を観察すると，右側は外側に移動し，左側は内方へ移動しているのがわかる．

よく観察しよう！　Step 2
上顎が全部床義歯，下顎が部分床義歯で，両側遊離端義歯という症例は，まず次のことを確認する．
1. 装着年数
　　これが長い場合，臼歯の摩耗，咬耗によって前歯部の突き上げが著しくなり，義歯が離脱する．これを確かめるには上顎義歯の前歯の削れ方をみればよい．
2. 下顎部分床義歯の支台装置
　　破折が生じていないか，レストが設定されているか，これらがないと前歯のあたりが強くなり，離脱しやすくなる．

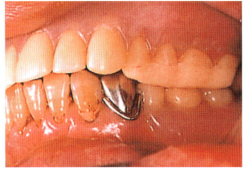
(102D-22)

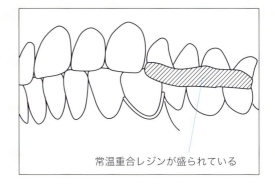
常温重合レジンが盛られている

よく観察しよう！　Step 3
片側が交叉咬合で，反対側が正常咬合の再構成が行われている．
どうやら右側へ偏位したため左側が離開し，レジンで補足されていることが推測できる．

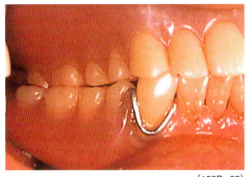
(102D-22)

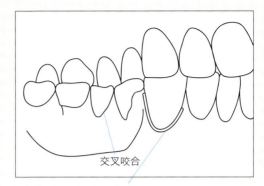
交叉咬合
低いクラスプ：下顎義歯の沈下がわかる

> **よく観察しよう！ Step 4**
> 支台装置は，ワイヤークラスプではっきりとはわからないが，レストが存在しないかもしれない．なぜなら，クラスプの走行が下がりすぎて，辺縁歯肉と一致しているように見えるからである．すなわち下顎の部分床義歯は，あまりよい状態ではない．

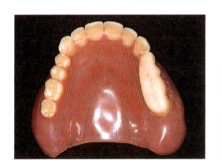

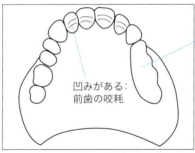

咬合の再構成が常温重合レジンで行われている

凹みがある：前歯の咬耗

前歯の咬耗
・臼歯の咬耗により発生
・義歯の脱離が生じる．
・本症例では下顎義歯の沈下によるもの

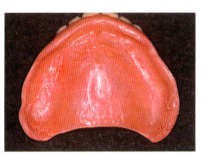
(102D-22)

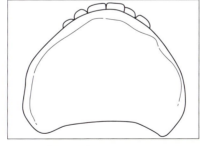

> **よく観察しよう！ Step 5**
> 片顎に全部床義歯が装着されている．このような義歯をシングルデンチャーとよぶ．本症例では上顎義歯の左側が咬合再構成されている．

特殊な排列

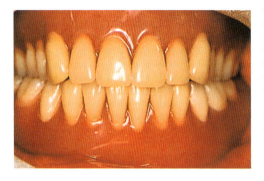
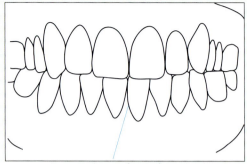
上下の正中はわずかにずれている

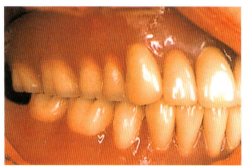
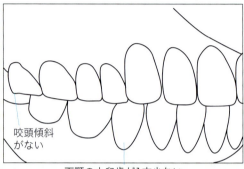
咬頭傾斜がない
下顎の小臼歯が1本少ない

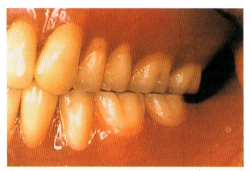
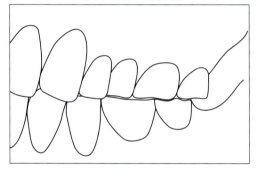

（102C-36）

この症例は？

0°人工歯である．顎堤吸収が著しい場合，義歯は中心咬合位で咬んだだけで不安定になる可能性が高い．とくに咬頭に傾斜や前後，側方の調節彎曲が存在すると安定が失われる．

こう対処しよう！

このようなとき，写真のような0°人工歯を用いてモノプレーン（単一平面）に排列し，義歯の動揺を防ぐ．このとき前方Christensen現象を補償するために下顎最後方に**バランシングランプ**を設ける必要がある．

バランシングランプとは

非解剖学的無咬頭臼歯を平坦に排列した場合に，下顎臼歯後方にレジンの突起を設ける．偏心位への滑走運動では，前歯と左右の斜面の3点で接触を保ってバランスが得られる．
(Sears, 1974)

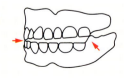

義歯の不調とその診断

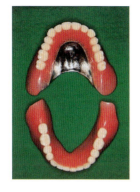
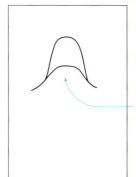
金属床を用いているが，床縁が短い

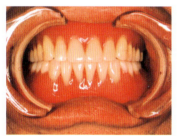
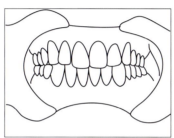

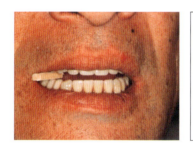
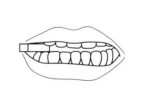
左右で割りばしを咬んで，片側性平衡咬合が確立していることがわかる

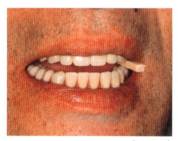
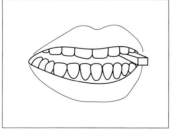
側方（矢状面）から見た写真がないので，下顎前歯部が前に排列されているのが，はっきりわからないが，歯頸部と切縁を比べると，前方に傾斜して排列されていることがわかる

（101D-7）

前歯の排列を思い出そう

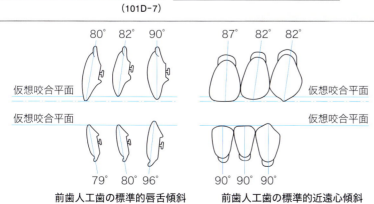

前歯人工歯の標準的唇舌傾斜　　前歯人工歯の標準的近遠心傾斜

（林　都志夫　編：全部床義歯補綴学　第3版，医歯薬出版，1993, p.275）

咀嚼時疼痛

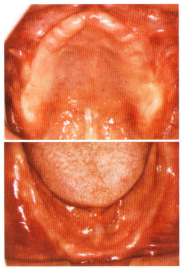

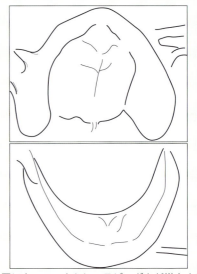

放置によって，さらにフラビーガムが増大する
義歯性線維腫を引き起こす可能性がある

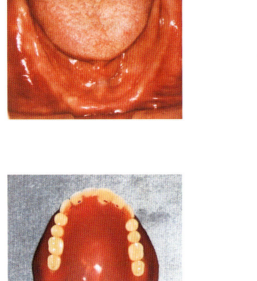

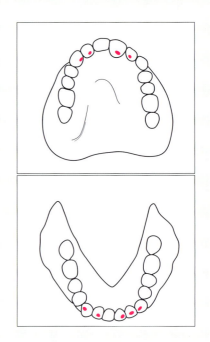

（101D-41）

> **原因は？**
>
> 習慣性閉口位での咬合であるとすれば，**前歯しかあたっていない**ことに気がつくであろう．
> 前歯部だけの接触を原因として，早期であれば人工歯排列の不備が考えられ，咬合採得の不備では前方位での採得によって，かえって臼歯部のあたりが強くなることが多い．3年経過しているとの記載なので，原因は臼歯部人工歯の咬耗が最も考えられるであろう．疼痛は前歯部，前歯前庭部に発生していると思われる．

増歯後のフォロー

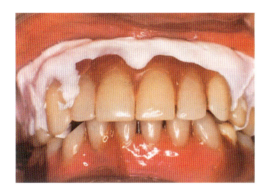
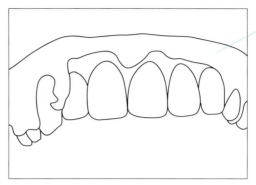

適合試験材

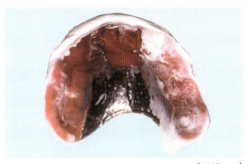
（100D-14）

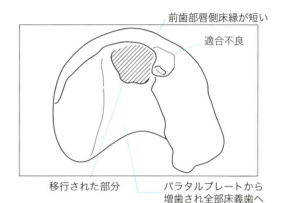

前歯部唇側床縁が短い
適合不良
移行された部分
パラタルプレートから増歯され全部床義歯へ

部分床義歯から全部床義歯への移行の留意点は？

部分床義歯
↓
抜歯に伴う増歯……………抜歯された部位は顎堤吸収が著しい．
↓　　　　　　　　　　↓
全部床義歯（移行義歯）　時期をみてリラインの必要あり．

人工歯の脱離

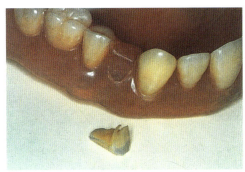

(96C-33)

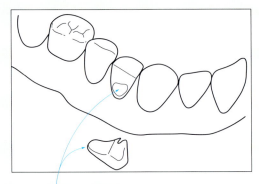

人工歯脱離の問題の場合には，破断面の観察を必ず行う

破断面を観察するのはなぜか？

人工歯と床用レジンがくっついていない場合
　早期に生じることが多く，流蠟の失敗，人工歯への分離剤塗布などが原因となる．

床用レジン側に破折した人工歯が残っている場合
　早期に生じたときは，過度の削合による人工歯の強度不足が考えられる．
　長期で生じたときは，人工歯の材料学的劣化が考えられる．

義歯の破折

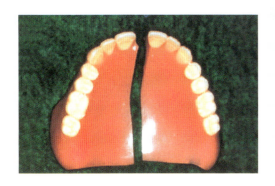
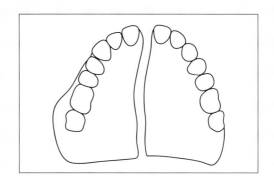

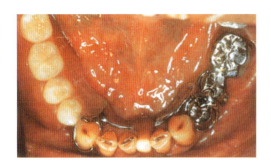
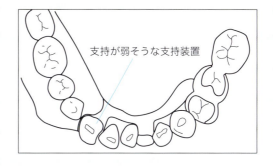

支持が弱そうな支持装置

こちらのあたりが強い

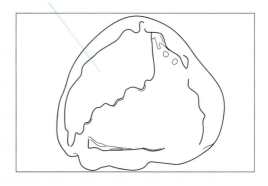

(92E-5)

義歯破折の原因は？

- 技工操作のミス（早期に発生）
- 咬合の不調和
  前歯での強い咬合（臼歯部の咬耗による前歯の咬合の変化）
- 適合不良
- リリーフ不足（とくに口蓋中央が支点となり破折しやすい）
- 上顎義歯でのアンチモンソン（義歯中央に応力集中）

特殊な人工歯

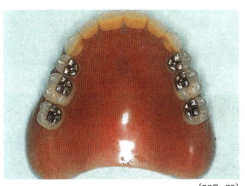
(96C-29)

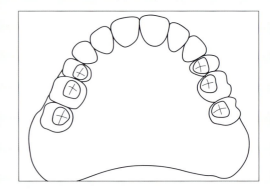

用いた臼歯人工歯の特徴は？

- メタルブレードティースを使っている．
- 非解剖学的人工歯である．
- 片側性平衡咬合に用いることが多い．
- 咬断力が高い．
- 審美性は低い．
- 定期的にフォローしないと咬合高径が減少しやすい．

金属歯の使い方

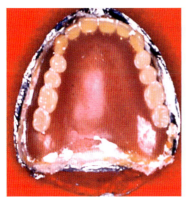 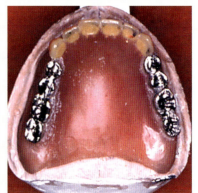

(109B-39)

金属歯を用いる目的と作製法は？

金属歯はレジン歯の摩耗を減少させるために用いられる．一般的には通法に従って義歯を作製し，咬合が安定したあと，臼歯部人工歯を咬合面のみ鋳造して置換するものである．

金属床

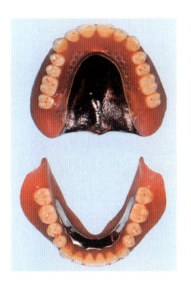
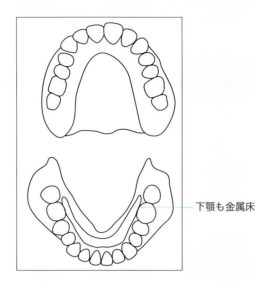

下顎も金属床

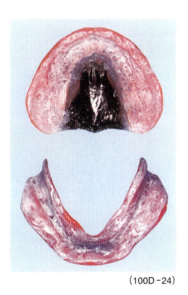
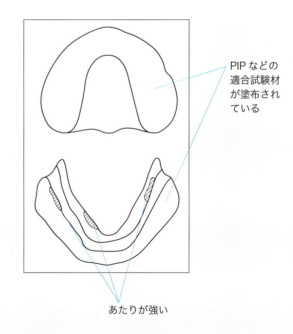

（100D-24）

PIPなどの適合試験材が塗布されている

あたりが強い

金属床の適用は？

写真にみられるように，金属床は下顎に応用されることもある．しかし，上顎に比べ顎堤の変化が大きい下顎では，メリットよりデメリットが上まわることが多いので，適用範囲はせまい．

このときの**デメリット**とは，顎堤の形状が変化しやすい下顎や歯槽堤部分を金属床によって被覆すると，顎堤の変化に対して削合やレジンの添加が困難になることをさす．

治療用の義歯，旧義歯の診断

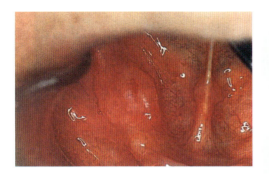
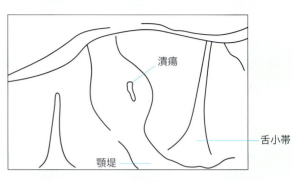

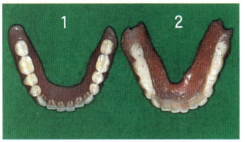
1：使用中の義歯　2：治療用の義歯

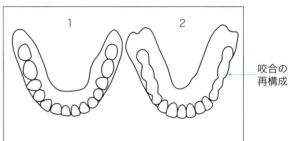

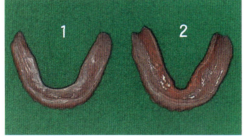
1：使用中の義歯　2：治療用の義歯
（95C-26）

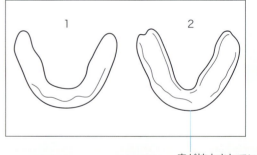

- **治療用の義歯と使用中の義歯を比べてみよう**
  - ・使用中の義歯が小さいので，床の拡大が行われたため，治療用の義歯のほうが床が大きい．
  - ・人工歯に比べ，咬合面の形が違う（MMAレジンによる咬合の再構成が行われている）．

- **どのようなときに治療用の義歯を用いるか？**
  - ・顎位が安定しないとき
  - ・顎堤に著しい義歯の圧痕があるとき

- **レトロモラーパッドについて**
  - ・下顎義歯はレトロモラーパッドを覆う（1/2〜2/3）必要がある．
  - ・人工歯はレトロモラーパッド前縁までに排列を終えるべきである．

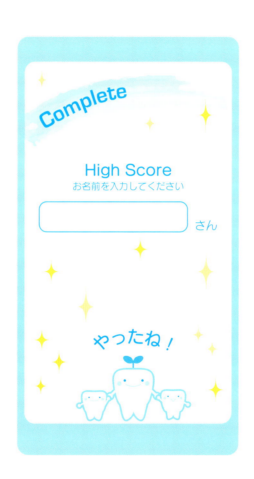

索　引

ア

アーライン	32
アクリル系印象材	81, 85, 91
圧の負担をさせない部位	90
アペックス	107
網トレー	82
アメリカ法	134
アメリカ・フランス併用法	134
アルコン型	114
アルジネート印象材	81, 82
安静位	47
アンチモンソンカーブ	6
アンテリアルガイダンス	45

イ

移行義歯	161
維持不良	152
1次印象	87
1歯対1歯	67
1歯対2歯	67
イヤピースタイプ	110, 111
印象採得	81
印象材の性質	81
インターオクルーザルレコード	118

ウ

ウィルソンの彎曲	42, 43
上塗り印象	82

エ

永久義歯	160
永久ひずみ	81
エックス線写真	102
嚥下位	48, 102
嚥下法	104
嚥下痛	151
円板後部結合組織	37

オ

横舌筋	22
大きな開口	24, 91
オーバージェット	57
オーバーバイト	57
オトガイ棘	30, 31
オトガイ筋	19
オトガイ孔	30, 31
オトガイ唇溝	19
オトガイ舌筋	22
オトガイ舌骨筋	22, 24
オトガイ点	39

カ

加圧印象	82, 88, 89
──方法	89
加圧できる部位	90
概形印象	75, 82, 87
開口運動	24, 44
開口筋	24
開口筋群	26
外骨症	15
外斜線	30, 31
外舌筋	22
外側靱帯	37
外側翼突筋	18, 24, 26
解剖学的印象	88
解剖学的人工歯	120
下顎安静位	47, 102
下顎位	47
下顎運動	24
下顎運動測定用フェイスボウ	110
下顎運動要素	44
下顎窩	36
下顎管	30
下顎孔	30
下顎骨	30
下顎最後退位	47
下顎三角	42
下顎枝	30
下顎切歯点	49
下顎前歯舌側床翼部	35
下顎前突	105
下顎頭	26, 30, 36
下顎法	125
下顎隆起	15, 30, 31
可逆性	81
顎位	47
顎関節	36
顎舌骨筋	22, 24
顎舌骨筋後方カーテン	32, 35
顎舌骨筋線	14, 30, 31
顎舌骨筋線後方窩	32, 35
顎堤	28, 30, 31
──吸収	16, 17
顎二腹筋	22, 24
過酸化ベンゾイル	136, 137
下歯槽管	30
下縦舌筋	22
下唇下制筋	19
下唇小帯	32, 35
下唇線	40
下唇の挙上	92
カスピッドプロテクテッドオクルージョン	63
カスプトゥフォッサ	67
カスプトゥリッジ	67
仮想咬合平面	42, 100
──決定	100
滑膜	37
顆頭	30, 36
顆頭安定位	48
顆頭位	47
顆頭球	113, 114
顆頭指示桿	111
顆頭点	44
加熱重合法	138
加熱重合レジン	135, 136
──常温重合レジンとの比較	137
顆路	44, 53
──調節	76
顆路傾斜角の増加	72
顆窩部	113
眼窩下点	39, 110
顔弓	111, 112
顔弓体部サイドアーム	111
眼耳平面	42
患者の感覚	102
緩衝	95, 98
関節円板	37
関節窩	36
関節結節	36
関節突起	30, 36
関節包	37
カンペル平面	42, 43
顔貌の変化	5, 6

キ

ギージーシンプレックス	42, 113
義歯	
──安定	3, 71
──安定を左右する要素	71
──維持	3

──修理法	155
──清掃	148
──装置	145
──取り扱い	149
──不安定	71
──落下	154
義歯維持筋	19
義歯床	
──維持不良	146
──破折	154
──不適合	154
義歯性口内炎	10
義歯性線維症（腫）	9
義歯洗浄剤	158
義歯脱離筋	19
機能圧印象	90
機能印象	88
機能印象材	85
機能咬頭	67, 141
逆（アンチ）モンソンカーブ	6
臼歯離開咬合	62, 63, 64
頬筋	19, 21
胸鎖乳突筋	24
頬小帯	11, 32, 34, 35
頬棚	32, 35
筋圧形成	3, 82, 88, 91
筋圧中立帯	77, 126
金属アレルギー	12
金属歯	120
金属床義歯	158
筋電図	102
筋突起	30, 31
筋の疲労法	104

ク

グループファンクション	64
クロスアーチバランス	62
クロストゥースバランス	62

ケ

計測点	44
茎突下顎靱帯	37
茎突舌筋	22
茎突舌骨筋	22
研究用模型の製作	75
肩甲舌骨筋	24
犬歯誘導	62, 63, 64
研磨	78

コ

口蓋咽頭筋	22

口蓋後縁の位置の不良	146
口蓋後縁封鎖域	32, 34
口蓋小窩	32, 34
口蓋垂筋	22
口蓋皺襞	32, 34, 130
口蓋舌筋	22
口蓋帆挙筋	22
口外法	107
口蓋帆張筋	22
口蓋隆起	15, 31
口蓋隆起部のリリーフ不足	146
口角	20
口角下制筋	19
口角挙筋	19
口角線	40, 122
咬筋	18, 24, 25, 26
咬筋触診法	104
咬筋切痕	92
咬筋切痕部	32, 35
口腔前庭	33
口腔底を構成する筋肉	22
広頸筋	19, 22
咬合圧印象	89
咬合位	47
硬口蓋	28
咬合器	113, 117
──選択	76
咬合器再装着	77, 139
咬合高径	70
──高すぎる	70
──低すぎる	70
──決定する方法	102
咬合採得	76, 100, 116
──エラー	153
──手順	100
──流れ	118
咬合採得後の問題	105
咬合床	96
──寸法	96
咬合小面	141
咬合平面	42
──傾斜度の増加	72
咬合様式	62
咬合力	102
咬座印象	89
交叉咬合	40
交叉咬合排列	128
硬質レジン歯	120, 123
甲状舌骨筋	24
後振動線	32
口唇の吸引	91, 92
口唇を構成する筋	19
後堤法	95, 99
──寸法	99

咬頭嵌合位	47
咬頭対窩	67
咬頭対隆線	67
口内法	107
後方運動	26, 44
後方基準点	110
後方咬合小面	141
口輪筋	19, 21
口裂	20
小口蓋孔	28, 31
ゴシックアーチ	107
──とチェックバイト	109
ゴシックアーチ描記	76, 116
ゴシックアーチ描記法	107
個人トレーの製作	75
骨口蓋	28
骨の吸収傾向	16
骨隆起	15
固定液	82
コルベン形態	3, 131, 146
コンダイル型	114
コンパウンド印象材	81, 82

サ

サージカルガイドプレート	160, 161
最終印象	75, 87
最終義歯	160
最大開口位	48
作業側	68
──削合部位	144
作業側側頭筋後部筋束	26
作業側閉口筋	26
作業用模型の製作	76
削合	78, 141
酸化亜鉛ユージノールペースト	
──印象材	81, 84
暫間義歯	161
3級アミン	137
残留モノマー	138

シ

シートワックス	90
篩骨鶏冠部	42
支持	3
指示棒	111
耳珠	39
矢状顆路	44, 53
──切歯路の関係	58
矢状顆路傾斜角	44, 57
矢状切歯路	44

矢状切歯路傾斜角	45, 57	褥瘡性潰瘍	11	舌小帯	11, 32, 35
──矢状顆路傾斜角との関係		初診時診査	75	切歯路角	45, 57
	59	シリコーンラバー印象材	83	舌尖	33
──増加	72	神経筋機構	60	線維性軟骨	36
──調整	59	人工歯	120, 122	前歯での咬合	60
歯槽骨整形	13	──種類	120	前歯部の被蓋関係	58
歯槽骨の変化	5	──脱落	155	前歯誘導	45
歯槽頂間線	31, 40, 128	──破折	155	前処置	75
──法則	40, 125	──咬合面の咬耗	154	前振動線	32
歯槽頂線	31, 40, 94	人工歯選択	122	選択削合	77, 141
歯槽堤のアンダーカット	13	──臼歯部	124	選択的加圧印象法	89
歯槽突起の平行性の利用	102	──前歯部	122	全調節性咬合器	113, 117
自動削合	77, 141	人工歯排列	76, 125	全部床義歯	
歯肉形成	77, 130	──位置の不良	154	──天然歯の比較	60
射出成形法	138	靱帯	37	──治療の流れ	74
射出成形用レジン	135	人中	20	前方運動	26, 44
手圧印象	89			前方基準点	110
重合	77, 136	**ス**		前方咬合小面	141
重合開始剤	136, 137			前方矢状顆路傾斜角	53
重合収縮	137	水性コロイド印象材	82		
重合促進剤	137	垂直舌筋	22	**ソ**	
重合法	138	垂直被蓋	57		
終末蝶番軸法	104	水平基準（平）面	42	装着	78, 145
重量比	136	水平側方切歯路角	45	即時義歯	160
術後教育	148	水平的顆位の決定方法	104	側頭下顎関節	36
準解剖学的人工歯	121	水平的中心咬合位が不正	70	側頭下顎靱帯	37
床縁の長さ	145, 146	水平被蓋	57	側頭筋	18, 24, 26
常温重合レジン	137	スキーゾーン	60, 124	側頭筋後部筋束	25, 26
上顎結節	28	スティップリング	130	側頭筋触診法	104
──外方に突出	14	スピーの彎曲	42, 43	側頭筋中部筋束	25
──下方に突出	14	スプリットキャスト	94	側方運動	26, 44
上顎結節部	31	スプリットキャスト法	77, 139	側方顆路	44, 45, 53
上顎骨	28	スペーサー	89	側方矢状顆路傾斜角	53
上顎前突	105	スロット型	114	側方切歯路	44
上顎洞	28, 31			側方切歯路角	45
上顎法	125	**セ**		咀嚼運動経路	52
床下粘膜の疼痛	150			咀嚼筋	18
小頰骨筋	19	正中口蓋縫線	28, 32, 34	咀嚼能率	60
笑筋	19	正中線	40, 94		
小口蓋孔	28, 31	精密印象	87	**タ**	
床材料の疲労	154	舌			
上縦舌筋	22	──構成する筋肉	22	大頰骨筋	19
上唇挙筋	19	──後退させる習癖	35	大口蓋孔	28, 31
上唇小帯	11, 32, 34	舌下半月部	32, 35	体積比	136
上唇線	40	石膏印象材	81, 85	ダイナミック印象材	85, 91
上唇の下制	91	舌骨下筋群	24	タッピングポイント	108
上唇鼻翼挙筋	19	舌骨上筋群	24, 26	タッピング法	104
掌蹠膿疱症	12	舌骨舌筋	22	単一印象	86
小帯の異常	11	舌根	33	弾性印象材	81
小帯部の床翼の切痕	154	切歯孔	28, 31	弾性ひずみ	81
床用材料	158	切葉指導釘	115		
床用レジン	136	切歯指導板	115	**チ**	
床翼の厚さ	146	切歯点	44		
床裏装法	156	切歯乳頭	32, 34, 39	小さな開口	25

チオコールラバー印象材	83		**ネ**		フェイスボウトランスファー	
チェックバイト	76, 116, 139					116, 140
中央支柱装置	108	熱可塑性	81		フォッサ型	114
中心位	47, 107	熱可塑性印象材	82		複製義歯	161
中心咬合位	47, 107	粘膜静態印象	88		フラビーガム	8, 88
蝶下顎靱帯	37	粘膜調整	79		フラスク	135
調節彎曲	45				フランクフルト平面	42
——増加	72		**ハ**		フランス法	134
蝶番咬合器	113				ブリタニアントレー	82
蝶番軸	49, 110, 111	バイトフォーク	111		フルバランスドオクルージョン	
治療用義歯	161	バイラテラルバランスド				62
		オクルージョン	62		フレンジテクニック	126
	ツ	排列の要点	125		フロー	81
		パウンドライン	65		粉液比	136
坪根法	102	発音位	48, 102		分界溝	33
		歯の喪失に伴う変化	5, 6			
	テ	ハミュラーノッチ	28, 31, 32,			**ヘ**
			34, 39			
定期検診	78	パラトグラム	132, 133		平均値咬合器	113, 117
デンチャースペース	19, 21	——覚え方	133		平均的顆頭点	44, 110, 112
デンチャープラーク	148	パラフィンワックス	90		閉口運動	25, 44
転覆試験	104, 132	バランシングランプ	124		閉口筋	24
		バランスドオクルージョン	62		平衡咬合	68
	ト	半調節性咬合器	113, 117		平衡咬合小面	141
		パントグラフ	110, 114		平衡側	68
投影面のよび方	54	パントグラフ法	104		——削合部位	144
瞳孔間線	40, 101	反復咬合法	104		平衡側外側翼突筋	26
瞳孔線	40				平衡側顎舌骨筋	26
陶歯	120, 122		**ヒ**		平線咬合器	113
頭部後傾（後屈）法	104				辺縁形成	82
尖った歯槽骨	14	非解剖学的人工歯	121		辺縁封鎖の不足	146
ドンダースの空隙	33	鼻下点	39		偏心位	47
		非機能咬頭	67, 141		片側性平衡咬合	62, 63, 64, 125
	ナ	非作業側	68		扁平苔癬	12
		鼻唇溝	20			
内斜線	14	非弾性印象材	81			**ホ**
内舌筋	22	鼻聴道線	42			
内側翼突筋	18, 24, 25, 26	鼻幅線	40, 122		芳香族3級アミン	137
流し込み法	138	描記針	107		頬の吸引	91
流し込みレジン	135	描記図の評価と対処	109		頬を構成する筋	19
軟口蓋を構成する筋肉	22	描記の手順	108		ボクシング	94
軟骨部	36	描記板	107		補助的維持法	99
		標準日本語音	163		ポストダム	34, 95, 99
	ニ	表情筋	19, 20		——寸法	99
		鼻翼（鼻翼下縁）	39		——不足	146
乳頭過形成	10	鼻翼点	110		ボックス型	114
ニュートラルゾーン	77, 126, 127	鼻翼幅線	40		ポッセルト図形	49
		ヒンジアキシスロケーター	114		補綴学的平面	42
	ヌ				ポリエーテルラバー印象材	84
			フ		ポリサルファイドラバー印象材	
ぬれ	81					83
		フィニッシュライン	159		ポリサルホン	158
		フェイシャタイプ	111		ポリマー	136, 137
		フェイスボウ	110			

マ

埋没	77, 134

ミ

ミューチュアリープロテクテッド オクルージョン	63

ム

無圧印象	88
無歯顎者数	7
無歯顎者率	7

モ

モールド番号	106
模型診査	75
模型装着用フェイスボウ	110
モダイオラス	19, 21
モノマー	136, 137
——沸点	138
モンソンカーブ	42
モンソン球面	42

ユ

有孔陶歯	120
ユニラテラルバランスド オクルージョン	62

ヨ

翼突上顎切痕	28, 31, 32, 34, 39
予備印象	87

ラ

ラジカル重合	136, 137
ラバー系印象材	81, 83
ランドマーク	28
乱排	126

リ

リベース	157
リマウント	77, 147
両側性平衡咬合	62, 63, 64, 125
リライン	156, 157
リリーフ	90, 95, 98
——不足	154
リンガライズドオクルージョン	65

レ

レジンアレルギー	12
レジン（MMA）歯	120, 122
レトロモラーパッド	32, 35, 92
連合印象	86

ロ

老化現象	7
蠟義歯の試適	77, 132
6自由度顎運動器	110
6前歯の幅の基準	122

ワ

ワーキングバッカル グラインディング	63
ワックスチェックバイト	139
ワルクホックの小球	104

欧文

articulator	114
articulation	114
Balkwill 角	42
balanced occlusion	62
Bennet 運動	46
Bennet 角	46
bilateral balanced occlusion	62, 63, 64, 125
Bonwill 三角	42
BPO	136, 137
Bruno 法	102
buccal shelf	35
BULL の法則	141
Buyanov 法	102
Camper 平面	42, 43
central bearing device	108
centric occlusion	47
centric relation	47
chew-in 法	104
Christensen 現象	45, 55, 124, 128
closest speaking space	102
condylar point	44
condyle	114
cross arch balance	62
cross tooth balance	62
cuspid protected occlusion	63
cusp to ridge	67
cusp to fossa	67
Denar D5A	114
Denar Mark II	113
Dentatus	113
dentgenics	122
disclusion	62, 63, 63
disocclusion	62, 63, 64
Donders の空隙	33
F. G. P. テクニック	104
FH 平面	42
Fischer 角	53, 56
flange technique	71
Frankfort 平面	42
full balanced occlusion	62
gothic arch tracing method	107
group function	63, 64
Gysi simplex	42
hamular notch	28, 31, 32, 34, 39
Hanau H2 型	113
Handy II 型	113
Hanau の咬合理論	45, 72
Hanau の公式	45
HIP 平面	34
incisal point	44
incisive papilla	32, 34
intercuspal position	47
lingualized occlusion	65
McGee 法	102
MMA レジン	136, 158
mono plane occlusion	3, 71
Monson 球面	42
mutually protected occlusion	63
neutral zone technique	71
occlusal plane	42
overbite	57
overjet	57
physiologic rest position	47
PMMA	136
porion	42
Posselt 図形	49, 50
post dam	34
Pound's line	65
Proarch III	113
profile record	103
retromolar pad	32
Screw Jack 法	102
Smiling line	127
SPA 要素	122
Spee の彎曲	42, 43
Stuart	114
S 状隆起	130, 131
temporomandibular joint	36
Tench の間隙	129
Tench の歯型	77, 140
terminal hinge movement path	49
TMJ	36
TMJ 咬合器	114
Trubyte tooth indicator	122

239

unilateral balanced occlusion 62	wax check bite 77	Willis法 102
Walkhoff小球 104	Whip-Mix 113	Wilsonの彎曲 42, 43
wash impression technique 86	Williamsの3基本形 120, 123	Monson球面 42

執 筆 者

黒岩 昭弘
（くろいわ あきひろ）
松本歯科大学教授
明海大学歯学部客員教授

全部床義歯学サイドリーダー 第5版

2001年 5月20日 第1版第1刷発行
2002年12月10日 第2版第1刷発行
2005年 7月 1日 第3版第1刷発行
2007年11月 1日 第3版第2刷発行
2009年12月10日 第4版第1刷発行
2016年 5月10日 第5版第1刷発行

著 者 黒岩 昭弘
発行者 木村 勝子
発行所 株式会社 学建書院
〒113-0033 東京都文京区本郷2-13-13 本郷七番館1F
TEL (03) 3816-3888
FAX (03) 3814-6679
http://www.gakkenshoin.co.jp
印刷製本 三報社印刷㈱

©Akihiro Kuroiwa, 2001 ［検印廃止］

JCOPY 〈㈳出版者著作権管理機構 委託出版物〉
本書の無断複写は著作権法上での例外を除き禁じられています．複写される場合は，そのつど事前に，㈳出版者著作権管理機構（電話 03-3513-6969，FAX 03-3513-6979）の許諾を得てください．

ISBN978-4-7624-4147-9

学建書院の国試対策書

授業のサブノートから学内試験・国試まで
サイドリーダーシリーズ
国試対策に携わる著者らが，ノウハウを生かしてまとめた要点集

口腔解剖学サイドリーダー
－歯科のための頭頸部解剖学・口腔解剖学要説－
著　中塚敏弘
B5判／91頁／定価(本体2,000円＋税)
ISBN-978-4-7624-0106-0　(2010.6/1-7)

保存修復学サイドリーダー
著　河野善治　平山聡司　鈴木英明
B5判／114頁／2色刷／定価(本体2,600円＋税)
ISBN-978-4-7624-3099-2　(2016.4/4-2) 第4版

組織学・口腔組織学サイドリーダー
著　東 一善／高橋 理
B5判／228頁／2色刷／定価(本体4,100円＋税)
ISBN-978-4-7624-3108-1　(2009.9/4-2) 第4版

口腔外科学サイドリーダー
－臨床実地プール問題対策－
著　国試口腔外科学研究会
B5判／424頁／カラー／定価(本体10,000円＋税)
ISBN-978-4-7624-2100-6　(2011.10/3-1) 第3版

口腔生理学サイドリーダー
著　湯山徳行
B5判／206頁／2色刷／定価(本体3,800円＋税)
ISBN-978-4-7624-3145-6　(2008.4/4-1) 第4版

歯科麻酔学サイドリーダー
著　高杉嘉弘
B5判／241頁／2色刷／定価(本体4,000円＋税)
ISBN-978-4-7624-3105-0　(2009.6/6-1) 第6版

口腔生化学サイドリーダー
著　金森孝雄
B5判／185頁／2色刷／定価(本体3,600円＋税)
ISBN-978-4-7624-4103-5　(2016.4/6-1) 第6版

全部床義歯学サイドリーダー
著　黒岩昭弘
B5変型判／240頁／2色刷＋カラー／定価(本体4,000円＋税)
ISBN-978-4-7624-4147-9　(2016.4/5-1) 第5版

口腔微生物学サイドリーダー
著　前田伸子／大島朋子
B5判／174頁／2色刷／定価(本体3,200円＋税)
ISBN-978-4-7624-3143-2　(2013.6/4-1) 第4版

クラウン・ブリッジ補綴学サイドリーダー
著　菅沼岳史
B5判／186頁／2色刷／定価(本体3,200円＋税)
ISBN-978-4-7624-4148-6　(2013.4/5-1) 第5版

口腔衛生学サイドリーダー
著　荒川浩久／平田幸夫
B5判／234頁／2色刷／定価(本体4,000円＋税)
ISBN-978-4-7624-3141-8　(2008.6/4-1) 第4版

歯科矯正学サイドリーダー
－矯正学講義の理解のために－
著　槇 宏太郎
B5判／144頁／カラー／定価(本体3,800円＋税)
ISBN-978-4-7624-3110-4　(2014.2/4-2) 第4版

新歯内療法学サイドリーダー
著　河野 哲
AB判／151頁／カラー／定価(本体3,700円＋税)
ISBN-978-4-7624-2102-0　(2013.12/1-1)

歯科放射線学サイドリーダー
著　代居 敬／山田英彦／河合泰輔
B5判／259頁／2色刷／定価(本体4,000円＋税)
ISBN-978-4-7624-4107-3　(2015.3/5-2) 第5版

歯周病学サイドリーダー
著　沼部幸博
B5判／146頁／2色刷＋カラー／定価(本体3,000円＋税)
ISBN-978-4-7624-3146-3　(2012.7/4-2) 第4版

サイドリーダーズチェック
基礎編
口腔解剖学／口腔組織学／発生学／口腔生理学
口腔生化学／口腔病理学／口腔微生物学／歯科薬理学
B5判／263頁／2色刷／定価(本体3,500円＋税)
ISBN-978-4-7624-1097-0　(2006.12/2-1) 第2版

その他好評書

要約わかる 口腔微生物学・免疫学
感染免疫教育研究会　編
B5判／120頁／2色刷／定価(本体2,400円＋税)
ISBN-978-4-7624-1673-6　(2016.4/2-1) 第2版

歯科国試完全攻略 わかる病理組織像
著　槻木恵一
B5判／165頁／カラー／定価(本体4,000円＋税)
ISBN-978-4-7624-2655-1　(2011.4/3-1) 第3版

(2016年4月現在)